LES RAYONS ULTRA-VIOLETS

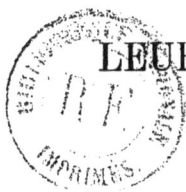

LEUR EMPLOI

EN

THÉRAPEUTIQUE

PAR

Etienne VIMAL DE FLÉCHAC

Ancien externe des Hopitaux de Paris

PARIS

IMPRIMERIE HEMMERLÉ & Cie

RUE DE DAMIETTE, 2, 4 ET 4 BIS

1919

LES RAYONS ULTRA-VIOLETS

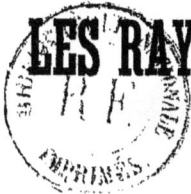

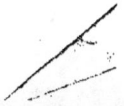

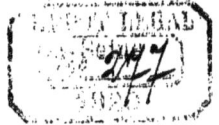

LES RAYONS ULTRA-VIOLETS

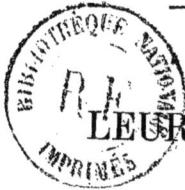

LEUR EMPLOI

EN

THÉRAPEUTIQUE

PAR

Etienne VIMAL DE FLÉCHAC

Ancien externe des Hopitaux de Paris
Chevalier de la Légion d'Honneur,
Croix de Guerre.

PARIS

IMPRIMERIE HEMMERLÉ & Cie
RUE DE DAMIETTE, 2, 4 ET 4 BIS

1919

A MON PÈRE ET A MA MÈRE

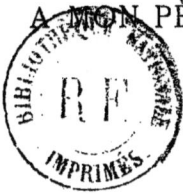

A MA FEMME

A MON MAITRE

Monsieur le Professeur E. QUÉNU

MEMBRE DE L'ACADÉMIE DE MÉDECINE

DE L'INSTITUT

Commandeur de la Légion d'Honneur

*En témoignage de mon admiration, de ma reconnaissance
et de mon affection respectueuse*

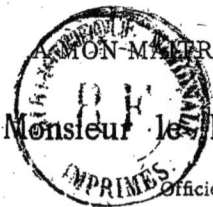

Monsieur le Professeur Pierre DUVAL

Officier de la Légion d'Honneur

Décoré de la Croix de Guerre

A MES MAITRES DANS LES HÔPITAUX

École de Médecine de Clermont-Ferrand

Dr BOUSQUET, Directeur de l'Ecole de Médecine

AUX DOCTEURS

BUY, MAURIN, PIOLLET, LEPETIT, BELLET,
BILLARD, MERLE, RICQ.

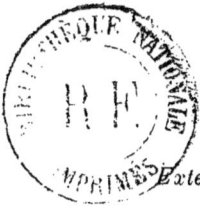

HÔPITAUX DE PARIS

Externat :

DOCTEUR SOULIGOUX,
chirurgien des hôpitaux (1914)

PROFESSEUR QUÉNU,
professeur de clinique chirurgicale (1914-1918-1919)

AU PROFESSEUR AGRÉGÉ MOCQUOT

AUX DOCTEURS : KÜSS, chirurgien des hôpitaux

HOUDARD, HOUZEL, BRULÉ

AUX DOCTEURS : ŒTTINGER, MÉNARD
médecins des hôpitaux

AVANT-PROPOS

La radiothérapie par les rayons ultra-violets a fait l'objet depuis de nombreuses années des études les plus attentives. Les recherches faites sur les radiations ultra-violettes remontent à plus d'un siècle : il a fallu toute une série de travaux pour faire passer leur utilisation thérapeutique du domaine de l'empirisme à celui vraiment « pratique » où l'on a cherché à interpréter leur mode d'action et à régler leur technique. — Encore reste-t-il beaucoup à faire dans cette voie, mais les fort intéressantes observations du laboratoire d'abord, de la clinique ensuite, celles-ci toutes récentes pour la plupart, méritent l'attention de tous puisque la radiothérapie par les rayons ultra-violets peut être un puissant moyen de thérapeutique.

La guerre, paralysant depuis 1914, les efforts de nombreux chercheurs dans cette branche de la science, avait cependant permis que quelques infatigables, avides de trouver de nouvelles méthodes, puissent continuer leurs investigations ou perfectionner les moyens en leur pouvoir dans le but de soulager les victimes des combats. Des installations de radiothérapie ultra-violettes, modestes, timides, avaient autorisé de nombreux espoirs de voir se vulgariser cette méthode : les premières observations recueillies, rigoureusement contrôlées conduisaient les mêmes chercheurs vers de plus vastes organisations.

Nous avons cru qu'il était intéressant de savoir où en était la question des radiations ultra-violettes dans le domaine de la clinique après ces cinq années de guerre, au cours desquelles, leur emploi dans de nombreux cas de blessures, permettait d'étendre le champ de leur action à d'autres branches de la pathologie. — Nous reverrons rapidement par quelles phases successives a passé l'étude des radiations ultra-violettes, afin de mieux apprécier les derniers progrès faits dans cette voie.

Il est regrettable de constater que la littérature allemande s'est enrichie sur ce sujet de nombreux travaux depuis 1914. On a tenté de vulgariser par tous les moyens, au delà de l'Alsace-Lorraine, la radiothérapie par les ultra-violets ; les nombreux documents que nous avons eus à notre disposition, nous prouvent à quels points on avait étendu leurs applications. L'esprit scientifique qui est impartial, nous obligera à signaler les résultats obtenus ailleurs que chez nous, dans le seul but d'en retirer ce qui peut apporter à nos connaissances les moyens de se documenter ou de s'étendre.

DIVISION DU SPECTRE

———

La lumière du spectre peut se diviser en trois parties bien distinctes : la première est celle qui va du rouge au violet, c'est la partie *visible*; au delà du rouge, la partie *infra-rouge* constituée par des vibrations de longueurs d'ondes supérieures à celles de la lumière rouge; au delà du violet, l'*ultra-violet* constitué par des vibrations de longueurs d'ondes inférieures aux vibrations du violet; ce sont les deux parties, *invisibles* pour l'œil humain.

Toutes deux possèdent des propriétés bien définies. La limitation de ces radiations tient uniquement aux capacités de notre œil et non aux caractères des sources lumineuses; de ce fait les radiations ultra-violettes comme les infra-rouges ont des limites très imprécises, aussi mal que celles des couleurs dans les radiations visibles du spectre : « Il n'y a dans cette incapacité de notre œil a percevoir des vibrations trop lentes ou trop rapides rien qui doive nous étonner; tous nos organes sensoriels sont réglés, organisés pour n'entrer en action qu'entre des limites bien définies; ainsi notre nerf auditif, frappé par 18 et 20 vibrations par seconde, n'est pas plus excité que lorsque le nombre des vibrations dépasse 38.000. Aveugles pour certaines lumières, sourds pour certains sons, nous devons à la sensibilité limitée de nos organes une tranquillité nécessaire à la vie ». (*Nogier*.)

LES ULTRA-VIOLETS

Les rayons ultra-violets ont été découverts grâce à leurs propriétés chimiques. — En 1777, pour la première fois, *Scheele* reprenant d'anciennes observations mentionnant le noircissement des sels d'argent à la lumière, constata que l'effet des rayons rouges du spectre solaire sur le chlorure d'argent était lent, celui des rayons bleus ou violets plus rapides. — Plus tard en 1782, *Sennebier* reprenait ses expériences, puis en 1801, *Ritter* et *Wollaston* reconnaissaient que le noircissement de ces mêmes sels d'argent se prolongeait très au delà des limites des radiations visibles, dans la région au delà du violet. — A cette époque, on distingua plusieurs sortes de rayons : les calorifiques, les lumineux, les chimiques. — On multiplia plus tard les recherches; on montra que les effets calorifiques, lumineux et chimiques s'affaiblissaient simultanément dans les bandes d'absorption et on vit que les rayons ultra-violets et les violets ne sont pas dépourvus de propriétés calorifiques, pas plus que les rayons rouges ou infra-rouges d'activité chimique; les effets des radiations changent de degré mais non de nature; « d'une façon générale, disait

2

M. Berthelot, dans la *Revue générale des Sciences de 1911*, l'activité des radiations croit avec leur réfrangibilité et le nom de rayons chimiques donné aux rayons ultra-violets et violets apparaît comme parfaitement mérité. »

On avait donc connu les radiations ultra-violettes du spectre solaire, par leurs actions chimiques. — Nos anciens, avant même de connaître les propriétés physiques de la lumière, lui demandaient avec vénération d'exercer son action bienfaisante, comme si elle était la plus importante ressource de leur art ! — On fit sur l'action de la lumière solaire de très nombreux travaux ; on s'en servit à juste titre comme un puissant moyen de cure ; on lui doit encore de magnifiques succès : c'est implicitement appliquer l'action chimique et calorifique des radiations solaires.

Nous nous excusons d'ouvrir ici une parenthèse et de sortir tout à fait du sujet de notre étude, mais nous ne pouvons trouver de meilleure occasion de faire appel au témoignage de l'histoire, pour enlever aux Allemands le privilège qu'ils s'arrogeaient depuis un demi-siècle d'avoir les premiers introduit dans le domaine de la thérapeutique le traitement de certaines maladies par l'héliothérapie. Cette pratique est vieille comme le monde, dit *M. Montehuuis* dans son livre sur la cure solaire, et si l'on voulait lui attribuer une origine plus moderne, il faut aller la chercher en France à la fin du xviiie et au commencement du xixe siècle. — En 1774, en effet, *Faure* publiait un article sur l'usage de la chaleur actuelle dans le traitement des ulcères, dans les *Mémoires de l'Académie Royale de chirurgie* (tome V, Paris-Didot, 1774, page 821) ; et l'ouvrage de *Mac-Auliffe* en 1904, sur la *Thérapeutique Physique d'autrefois*, rappelle les travaux de *La Peyre* et *Le Comte*, en 1776, la thèse de *Bertrand* en 1799, les études de *Cauvin* en 1815... etc...

A chacun son dû !...

Les radiations chimiques de l'ultra-violet paraissent jouer, avec les radiations calorifiques de l'infra-rouge, un rôle prédominant. Mais une partie considérable de ces radiations est absorbée, dans la lumière solaire, suivant certaines conditions d'altitude, de climat, d'humidité, la latitude, suivant l'heure, la teneur de l'air en O, en Az, en ozone, en gaz, en vapeur, etc. — Tout ceci contribue à constituer des degrés dans l'absorption atmosphérique.

Il a donc fallu faire appel à des moyens artificiels, riches en ces sortes de vibrations, pour mieux connaître leur action ; il a fallu les capter, les séparer en quelque sorte des autres radiations lumineuses ; et c'est grâce seulement à ces sources artificielles que l'on est arrivé à savoir les caractères physiques des radiations ultra-violettes, leurs propriétés chimiques commé leur action sur les êtres vivants.

SOURCES ARTIFICIELLES DES RAYONS ULTRA-VIOLETS

Presque toutes les sources de lumière émettent une quantité plus ou moins grande de rayons ultra-violets. — La lampe à arc, la lampe à mercure, l'étincelle électrique en sont des sources extrêmement riches. Si nous plaçons sur un trajet de faisceaux de lumière de ce genre, un prisme de quartz ou de fluorine, nous constatons qu'il décompose la lumière en radiations monochromatiques, et si nous plaçons un écran fluorescent au delà du violet, nous le voyons s'illuminer sur une grande longueur, au delà des rayons visibles. Cette bande lumineuse représente le spectre ultra-violet de la source étudiée.

Le verre étant très opaque aux rayons de courte longueur d'onde, il a fallu employer du quartz; et toute l'ingéniosité des inventeurs, des industriels s'est appliquée à perfectionner des modèles de lampe. — Les vraies sources d'ultra-violet sont des *tubes de Lyman*; ces tubes sont à parois de quartz, excessivement minces, contenant une atmosphère raréfiée d'oxygène, d'oxyde de carbone, d'anhydride carbonique, d'hydrogène, qu'on rend lumineux par la décharge d'une bobine électrique.

La source la plus puissante de rayons ultra-violets
est la lampe à vapeur de mercure en quartz fondu
qui possède la propriété de laisser passer la majorité de la radiation ultra-violette; cette lampe se
recommande par son intensité, sa régularité et la
commodité de son emploi.

LONGUEUR D'ONDE

Les radiations du spectre qui sont perceptibles à l'œil sont comprises et limitées par les longueurs d'onde 4000 et 8000 environ. Les radiations ultra-violettes, que l'on sait être à faible longueur d'onde n'ont pas entre elles et celles visibles du spectre de solution de continuité. — Celles-ci s'ajoutent à celles-là, formant un ensemble dans lequel on peut faire des divisions artificielles, à limites mal définies, basées uniquement sur des raisons techniques : matériaux utilisables et moyens d'observation (1).

M. le Dr Mallet, dans sa thèse sur les *Radiations solaires* et les *Radiations de Rœntgen*, examinant les limites du spectre ultra-violet, dit que les rayons ultra-violets vont de la longueur d'onde 3970 à la longueur d'onde 1000. « On peut diviser artificiellement cette gamme lumineuse, ajoute-t-il, de la façon suivante : considérant le spectre des radiations fournies par la lampe à mercure, nous plaçons dans la partie ultra-violette du spectre un écran au platino-cyanure de baryum qui le rend visible pour notre œil par suite d'un phénomène de fluorescence.

Si nous intercalons maintenant entre le prisme de quartz et l'écran une glace de 5 à 6 millimètres

(1). Buisson et Fabry. — *Revue générale des sciences*. Avril 1911.

d'épaisseur, le spectre ultra-violet diminue brus-
quement de longueur; il est coupé au niveau de la
longueur d'onde 3.000 A. Ce qui reste de l'ultra-
violet entre cette longueur d'onde et le commencement du spectre visible est l'*ultra-violet ordinaire*.
Supprimons la glace de verre placée entre le
prisme et l'écran, le spectre ultra-violet retrouve
immédiatement sa longueur primitive, jusqu'à la
limite du spectre à mercure, c'est-à-dire la longueur d'onde 2.225; cette partie de l'ultra-violet
est l'*ultra-violet moyen*. Quant à l'ultra-violet com-
pris entre 2.225 et 1.000, c'est l'*ultra-violet extrême*
ou *supérieur* ».

Pour arriver à découvrir les radiations de 1.500
à 1.000, il a fallu à *Lyman* et *Schumann* de nombreuses expériences et un dispositif très particulier; c'est qu'en effet, à partir de 1.700, le prisme
de quartz ne suffit plus. Ces auteurs, opérant dans
le vide, purent reculer la limite de l'ultra-violet
jusqu'à 1.030; d'autres parvinrent, en se servant
comme source lumineuse d'une étincelle électrique
éclatant dans le vide, à déceler des rayons ultra-
violets de longueur d'onde inférieure à 1.000.
Nous sommes loin déjà des limites dans lesquelles
s'étend le spectre ultra-violet solaire, après le
passage des radiations dans les couches atmosphé-
riques, puisqu'on ne peut faire figurer l'ultra-violet
que par des ondulations dont la longueur d'onde
s'étend jusqu'à 2.922.

Ce sont les ultra-violets moyens, allant de la
longueur d'onde 3.000 à 2.225, qui sont les plus

actifs et les plus utilisés. Les rayons ultra-violets extrêmes, quoique possédant des propriétés très énergiques sont extrêmement absorbables et on s'adresse exceptionnellement à eux.

Nous ne pouvons donner ici toute la série d'études auxquelles se sont livrés de nombreux savants pour connaître toutes les propriétés chimiques des rayons ultra-violets. — Nous nous bornerons à signaler leurs caractères principaux et leurs actions d'intérêt primordial; notre rôle est d'indiquer à quel point se trouve dans l'histoire de la clinique, l'emploi des rayons ultra-violets au point de vue thérapeutique. Il est bon cependant pour celà de connaître les plus importantes de leurs propriétés chimiques.

PROPRIÉTÉS CHIMIQUES DES ULTRA-VIOLETS

Depuis *Scheele, Sennebier, Ritter, Wollaston,* on connaissait le noircissement des sels d'argent. Rappelons que la combinaison du chlore et de l'hydrogène, découverte par *Gay-Lussac* et *Thénard,* se fait lentement à la lumière diffuse, et d'une manière explosive sous l'action des sources riches en rayons photochimiques. — En 1900, *Lénard* constatait que les rayons ultra-violets des tubes à gaz raréfiés, en pénétrant dans l'air, y produisaient de l'ozone.

En 1907, *Chapmann,* puis MM. *Bierry, Victor Henri* et *Ranc* constatent de nouvelles propriétés chimiques des ultra-violets. — A partir de 1910, MM. *Berthelot* et *Gaudechon* entreprennent l'étude systématique de toutes les actions chimiques de la lumière ultra-violette.

MM. *Buisson* et *Fabry,* dans la *Revue Générale des Sciences* du 30 Avril 1911, écrivent : « L'oxygène est facilement transformé en ozone; d'autre part, l'ozone est décomposé par les rayons ultra-violets de la région 2.600, où se trouve sa bande d'absorption ; suivant la composition du rayonnement total, on aura un ensemble qui donnera de l'ozone ou le détruira. »

La décomposition de la vapeur d'eau en H^2 et en O est facile en présence de l'action des rayons ultra-violets.

Nous pourrions ajouter à ces études, celles de MM. *Bierry, Henri* et *Ranc* sur l'action des ultra-violets sur le saccharose (1);

celle de MM. *Bierry* et *Henri* sur l'action des U. V. sur certains hydrates de carbone (2);

celles de MM. *Berthelot* et *Gaudechon*, sur la synthèse photochimique d'un composé nouveau, l'oxycyanure de carbone par les U. V. (3);

de MM. *Berthelot* et *Gaudechon*, encore sur l'inversion du saccharose par les U. V. ;

MM. *Berthelot* et *Gaudechon* en 1912, présentaient des observations sur différents modes de décomposition photochimique du glucose et du galactose suivant la longueur d'onde des radiations ; en 1913, sur l'action des U. V. moyens et extrêmes sur l'aldéhyde éthylique et sur la nitrification par les U. V.;

M. *Agulhon* étudiait l'action des U. V. sur les diastases... etc., etc.

(1). C. R. A. S. p. 1629. Paris 1911.
   R. soc. biol. Tome LXX ; p. 877. Paris 1911.
(2) C R. social biol. Tome XVIII ; p. 821. Paris 1910.
(3) C. R. A. S. Tome CIV ; page 1761. Paris 1913.
(4) C. R. A. S. Tome CLVI ; p. 468. Paris 1913.

Le *D*^r *Mallet*, dans sa thèse, résumait ainsi
l'action des ultra-violets moyens :

PROPRIÉTÉS CHIMIQUES

Décomposition de CO_2 en CO et O.

— de H_2O en H_2 et O.

Polymérisation de O en O_3.

— de H_2O en H_2O_2.

Action comparable à l'action chlorophylienne.

Synthèse ternaire : aldéhyde formique (base
des sucres).

Synthèse quaternaire : Amide formique (base
de la nature albuminoïde).

Décomposition comparable à celle des ferments :
sur les composés organiques, sur les graisses,
l'amidon, le saccharose, coagulation de l'albumine.

Tout ceci faisait déjà dire à M. *Berthelot* en
1911 : « Ainsi, à côté des anciennes forces d'énergie employées dans nos laboratoires, l'énergie
thermique et l'énergie électrique, nous voyons
s'introduire une nouvelle forme d'énergie, l'énergie
radiante — Son étude a donné lieu en physique
aux plus belles découvertes depuis un quart de
siècle ; la science moderne est d'accord sur bien
des points avec les plus anciennes traditions hu-
maines qui voyaient dans le soleil, la source et le
foyer de la vie. — Or, les rayons ultra-violets
mettent à notre disposition, une forme d'énergie
radiante, qui par sa qualité énergique, est supérieure à celle même du soleil. »

Stérilisation des eaux. — Tout le monde connaît
aujourd'hui le procédé de stérilisation des eaux

par les rayons ultra-violets. Il est définitivement
sorti de sa période d'expérimentation et plusieurs
installations urbaines sont en fonctionnement. —
La première application industrielle de la stérilisation des eaux par les U. V. fut tentée à *Marseille*
en 1910, lors du concours institué à cette époque,
pour l'épuration des eaux du canal qui alimente la
ville en eaux potables ; depuis, en France, comme
à l'étranger, on a construit des installations du
même type.

ACTION SUR LES MICROORGANISMES

Les rayons ultra-violets, en dehors de ces propriétés qui l'ont fait conserver dans les laboratoires de physique, de chimie ou d'hygiène, possèdent une action que nous considérons comme primordiale, puisque c'est celle qui les a fait rentrer dans les domaines purement médicaux : c'est leur action « abiotique », comme l'a dit M. Dastre. En étudiant leurs effets sur les microorganismes, on s'est aperçu qu'ils possédaient une action puissante de destruction : « C'est une merveilleuse faculté, disait M. *Berthelot*; ils tuent instantanément les microbes »; qu'il s'agisse du bacille du tétanos ou du vibrion du choléra, l'héliocution ne demande que quelques secondes. C'est là-dessus qu'est fondée la plus importante de leurs applications pratiques : « Parmi tous les rayons découverts au cours de ces dernières années, disait encore M. Berthelot, parmi ces rayons qui brûlent, qui corrodent, gangrènent, les ultra-violets détiennent un record; ils sont les plus dangereux de tous, et c'est un record qui ne paraît pas près d'être battu ! »

De 1877 à 1905, les premières études furent faites sur cette question par *Downer, Blunt, Arloing, Duclaux, Roux*, etc., etc.

C'est à partir de 1900, avec les travaux de *Finsen* que l'on commencera à mieux connaître l'action des ultra-violets sur les microorganismes et sur les cellules vivantes.

L'apparition de la lampe en quartz à vapeur de mercure, réalisée d'une façon pratique en 1910 par *Heræus*, est le point de départ de recherches beaucoup plus actives. *Courmont* et *Nogier*, puis MM. *Henri, Cemovodeanu* trouvent que les microbes exposés aux rayons ultra-violets se colorent plus difficilement par toute une série de colorants, que ceux qui prennent le gramme ne le prennent plus après action des rayons ultra-violets, que les microbes de la tuberculose perdent la réaction de l'acido-résistance après exposition aux rayons. — Ils constatent que les rayons ultra-violets provoquent une coagulation du protoplasma cellulaire puis une désagrégation; — enfin qu'on peut modifier plus ou moins les conditions des différentes cellules et produire des transformations biologiques; qu'on peut modifier la vitesse de développement des microbes, amener des changements morphologiques, influencer la production des pigments, déterminer des variations de virulence, etc., etc.

Après toute une série d'expériences sur les animaux, *Raybaud* en 1912, montre que ceux à peau nue ne résistent pas généralement à l'action nocive de la lampe à vapeur de Hg en quartz; tandis que ceux qui possèdent une enveloppe ou un revêtement plus ou moins épais ont plus de chances de vivre. — Certains insectes, tels que les mouches qui sont blessées mortellement par les U. V. doivent présenter quelque défaut au niveau de leur cuirasse chitineuse. On avait déjà montré auparavant que beaucoup d'animaux fuient les endroits éclairés par les R. U. V. et qu'ils sont sensibles à leur influence.

Cemovodeanu et *Henri* se servent de quatre lampes à quartz à vapeur de Hg, dont trois de 110 volts et une de 220. — Leurs expériences ont porté sur les microbes suivants : B. coli, B. typhique, staphylocoque doré, B. dysentérique, V. cholérique, B. charbonneux, B. tétanique, B. mégathérium. — Ils arrivent aux constatations et conclusions suivantes :

1° Que l'action bactéricide des rayons ultra-violets décroît plus vite que le carré de la distance. La lampe à 220 volts est pour les faibles distances cinq fois plus active que la lampe à 110 volts et pour les grandes distances, la différence entre les deux lampes est encore plus forte.

2° L'action bactéricide se produit avec la même vitesse aux températures de 0°, 18°, 25°, 35°, 45°, 55°. Elle se produit aussi bien pour une émulsion congelée.

3° L'action des ultra-violets se produit à peu près avec la même vitesse en l'absence d'oxygène que dans l'air.

4° Les différents microbes n'ont pas tous la même sensibilité aux rayons ultra-violets. Ce n'est ni la résistance à la chaleur, ni la forme, ni la taille, ni la pigmentation qui paraissent intervenir d'une façon prédominante dans ces différences. Voici les durées comparables :

Staphylocoque doré : 5 à 10 secondes.

Vibrion cholérique : 10 à 15 secondes.

Bacillus coli : 15 à 20 secondes.

Bacille typhique : 10 à 20 secondes.

Bacille dysentérique : 10 à 20 secondes.

Bacille charbonneux : 20 à 30 secondes.

Bacille du tétanos : 20 à 60 secondes.

Bacillus mégatherium : 30 à 60 secondes.

Enfin, que les rayons ultra-violets, de beaucoup les plus bactéricides sont ceux qui ont une longueur d'onde au-dessous de 2.800 Angström. Ce sont les rayons absorbés par le protoplasma des cellules qui exercent une action abiotique.

Il ne faut pas, bien entendu, généraliser cette action des ultra-violets sur les microorganismes; certains essais sur d'autres bacilles n'ont pas été positifs.

Action sur les bacilles de Koch

Une des principales études de l'action des U. V. sur les microbes, a mesuré l'influence qu'ils paraissaient avoir sur les bacilles tuberculeux; le fait que les bacilles de la tuberculose perdaient sous l'action des ultra-violets la réaction de l'acido-résistance, a amené certains auteurs à étudier les transformations biologiques que subissaient les bacilles tuberculeux au contact continu de ces radiations. — En 1870, *Koch* avait déjà montré que les bacilles tuberculeux sont détruits par la lumière solaire; de nombreux hygiénistes avaient fait sur ce point des recherches intéressantes quand *Cemovodeanu* et *Victor Henri*, reprenant les études de *Bang* employèrent la lampe à vapeur de Hg, en quartz.

L'ensemble de leurs recherches a porté sur 310 cobayes. Ils préparaient une émulsion de bacilles tuberculeux, aussi homogène que possible, et composée de façon à garder sur toutes les cultures, la même opalescence; 2^{cm3} de cette émulsion était placée sur un tube de quartz horizontal sous la lampe à vapeur de Hg. — Après exposition pendant une certaine durée qui a varié de 10 secondes à 180 minutes, ils étudiaient les bacilles en inoculant $0^{cm3},25$ sous la peau des cobayes. Les résultats obtenus, d'après ces auteurs, ont été les suivants :

1° Après une exposition de courte durée, les bacilles tuberculeux sont atténués; il y a un retard notable dans la production de la tuberculose chez les cobayes.

2° Après une durée plus grande, les bacilles tuberculeux sont détruits. Une durée d'exposition de une minute produit un retard dans l'apparition de la tuberculose et ce n'est qu'après 10 minutes que les bacilles sont détruits.

Des expériences faites avec la tuberculine par les mêmes auteurs, il résulte que la tuberculine exposée aux R. U. V. ne donne plus aucune réaction chez les cobayes tuberculeux et que la tuberculine exposée dans le vide est détruite beaucoup plus lentement que celle exposée dans l'air.

Nous sommes amenés à étudier l'action des ultra-violets sur l'homme. — Nous reverrons tout d'abord les phénomènes généraux que produisent les applications des radiations ultra-violettes. Ces études faites par différents auteurs français, d'autres auteurs allemands à la fin du siècle dernier, reprises au début du nôtre, ont été surtout poussées plus avant quelques années avant la guerre. Elles ont porté à la fois sur différents tissus et sur la peau ; à propos de celles-ci, on a étudié le phénomène de la pigmentation ; puis on a tenté de mesurer l'action des radiations ultra-violettes sur le sang, sur la tension artérielle, puis sur des liquides de sérosité de cancers, enfin sur la nutrition.

ACTION SUR L'HOMME

A peu près à la même époque que MM. *Cemovodeanu*, et *Henri*, M. *Bordier*, à Lyon, étudiait
l'action des ultra-violets sur l'homme et leur application sur des liquides de l'organisme. Il étudiait
la transparence du liquide cephalo-rachidien, du
liquide pleurétique, du liquide de l'hydrocèle, de
l'urine, du lait, aux radiations ultra-violettes. Il
arrivait à conclure que le liquide céphalo-rachi-
dien avait une transparence un peu moins grande
que celle de l'eau distillée, que celui de la pleu-
résie était plus opaque, celui de l'hydrocèle beaucoup plus encore, et que l'urine arrêtait complètement les R.U.V.

Action sur l'œil.

M. *Bordier* continuant ses recherches, a alors
tenté de mesurer l'action des R.U.V. sur les
milieux de l'œil, dont l'étude est importante au
point de vue de l'absorption des radiations provenant du soleil, ou des sources artificielles d'éclairage. Les effets biochimiques des rayons U.V. amè-
neraient rapidement une destruction de la rétine,
s'ils pouvaient traverser l'œil et exercer leur action
sur les différents milieux. M. Bordier, reprenant des études antérieures (de Chandonnet) et
ne pouvant faire porter directement ses recherches

sur l'œil humain, les a dirigées en se servant d'yeux d'animaux. Il est arrivé aux conclusions suivantes : l'humeur aqueuse et l'humeur vitrée n'offrent pas un obstacle sérieux aux passages des radiations ultra-violettes; elles ont une transparence très voisine de celle du liquide céphalorachidien. — « L'absorption des radiations ultraviolettes par la cornée s'est montrée beaucoup plus marquée; il y a là un obstacle véritable au passage des radiations nuisibles pour le fond de l'œil ».

Le milieu de l'œil le plus intéressant à examiner était le cristallin. M. Bordier a montré que les radiations de quelque nature qu'elles soient sont sûrement absorbées en totalité. « La composition chimique du cristallin, dit-il, explique le grand pouvoir absorbant de ce milieu : il renferme en effet 349 p. 1.000 d'albumine. C'est le corps le plus riche en albumine que nous avons rencontré et c'est une preuve que la substance la plus efficace pour l'absorption des R.U.V par les liquides de l'organisme, est l'albumine qui, comme on le sait, est presque toujours à l'état colloïdal dans ces liquides. »

L'ultra-violet exerce cependant sur la conjonctive une influence néfaste. Il faut, pour le manier, se servir de verres protecteurs. M. Berthelot, dans un article de la *Revue Scientifique* de 1912, écrivait qu'il n'avait encore vu personne s'étant servi des ultra-violets, qui n'ait été victime de cette action; les accidents de conjonctivite n'of-

frent cependant pas grand danger, mais ils
sont douloureux. Il nous est arrivé personnelle-
ment, au cours des rares essais qu'il nous a été
donné de faire sur quelques malades du service de
M. le professeur Quénu, de ressentir cette action
pénible, et vraiment douloureuse de l'ultra-violet;
après des séances de bains lumineux, faites sans
prendre la précaution de nous armer de verres
protecteurs, nous avons eu, chaque fois, en général 8 à 10 heures après, une sensation de brûlure de la conjonctive, comme celle du grain
de sable sous la paupière; sensation accrue encore
par le battement de la paupière, accompagnée
d'un larmoiement abondant. La douleur était
seulement calmée par la fermeture complète de la
paupière et le bain très chaud de l'œil; la crise
douloureuse durait peu de temps, et ne revenait
qu'à la suite d'une nouvelle expérience de séance
d'ultra-violets, faite sans verres protecteurs.

Action sur la peau.

Les brûlures de la peau peuvent être assez
importantes. Elles vont du simple erythème banal,
du « coup de soleil » bien connu, aux phyctènes
douloureuses; elles cèdent d'ailleurs au traitement
des rayons ultra-violets et des séances d'insolation prudemment et régulièrement renouvelées;
elles peuvent agir sur toute la partie de l'épiderme
exposée aux rayons ultra-violets ou ne siéger
qu'en un point.

Pigmentation.

Si l'insolation est progressive, la pigmentation suit l'érythème après avoir franchi plusieurs stades ; aumoment où la peau est pigmentée, elle peut être impunément exposée aux radiations. M. le Dr Mallet, dans sa thèse dont nous avons déjà parlé, présente l'erythème comme étant le premier moyen de défense contre l'action trop intense des radiations ; la pigmentation peut être regardée comme un état chronique qui persiste tant que les téguments sont exposés à l'agent irritant. — Les sujets pigmentés ne prennent plus le coup de soleil.

Mlle Osvadourova, dans une thèse de Paris de 1917, a indiqué nettement le problème que l'on devait se poser en face de ce symptôme de défense que semble présenter la peau : « Ou bien les cellules épidermiques fabriquent elles-mêmes le pigment, soit directement aux dépens de l'hémo-globine, ou même indépendamment de cette matière première et elles peuvent être par consé-quent considérées comme de vraies cellules pig-mentaires ; ou bien le pigment leur vient tout formé du dehors, du derme, par exemple, et lui est cédé par de véritables chromatocytes sous-jacents à l'épiderme ; dans ce cas, les cellules épi-dermiques ne seraient plus que pauvrement pig-mentées. »

Les deux théories ont leurs partisans. Il est un fait établi par presque tous les auteurs, c'est que ce sont les radiations chimiques qui produisent la pigmentation.

Action sur le sang.

Pour les sources d'ultra-violet artificielles, elle est la même que celle bien connue des radiations solaires. On provoque une multiplication des globules rouges, d'après les recherches de Rollin et de Revillet. — La formule leucocytaire s'élèverait généralement dans les heures qui suivent l'insolalation, d'après d'Œlsnitz. — Bordier et Nogier qui ont étudié l'action de la lampe à mercure sur le sang des animaux, montrent que l'oxyhémoglobine se transforme en méthémoglobine, combinaison oxygénée plus stable. — Victor Henri donne aux ultra-violets la propriété de fixer le sang et d'empêcher l'hémolyse : enfin l'action des radiations étant poussée plus loin « rendrait granuleux le protoplasma des globules blancs qui présentent des points brillants, indice d'un commencement de coagulation. »

M. Spirtov a entrepris des expériences relatives à l'action présumée des rayons colorés sur la pression sanguine. La pression artérielle était prise au moyen de l'appareil de Gœrtner. On expérimentait successivement l'action des différents genres de lumière colorée.

M. Spirtov tirait de ses recherches les conclusions suivantes : sous l'influence de la lumière rouge et de la lumière verte, la pression sanguine

manifestait une tendance à s'abaisser progressivement et d'une façon bien appréciable, tandis que
la lumière bleue, au moins au début de son action,
produit au contraire une augmentation de la tension artérielle, qui ne commence à s'abaisser que
par la suite, et cela beaucoup moins que par l'effet de la lumière rouge et de la lumière verte (1).

Action sur les liquides humains.

On a essayé de faire agir les R.U.V. sur les
bactéries d'une même humeur : la sérosité de cancers ulcérés du maxillaire inférieur et du rectum.
Nous devons cette expérience à M. Bordier : il l'a
pratiquée au laboratoire de la clinique chirurgicale
du professeur Jaboulay à Lyon.

Un peu de sérosité du cancer du maxillaire
inférieur a été placée entre deux lames, puis
recouverte d'une lamelle fixée à la paraffine.

L'examen à l'ultra-microscope a permis de
constater dans chacune de ces préparations, la
présence des espèces suivantes : spirochète, streptocoque, staphylocoque, un petit bacille indéter-
miné, extrêmement mobile et possédant des cils
vibratils. La préparation a été soumise à l'U.V.
pendant trois minutes : Examinée ensuite à l'ultra-microscope, on constate que tous les mouvements des bactéries irradiées par les U.V. étaient
arrêtés ; on ne voyait plus que leurs cadavres.

Une préparation semblable de la sérosité du

(1). *Bulletin médical.*

cancer du rectum ulcéré, vue à l'ultra-microscope, avait montré du colibacille, et de l'entérocoque. Tout mouvement avait cessé dans la préparation après exposition aux ultra-violets ; les colibacilles semblaient, dit M. Bordier, de petites chenilles mortes encombrant le liquide.

Ces actions différentes des radiations ultra-violettes sur les tissus humains, conduisaient MM. Henri et Wurmser[1] en 1912, à résumer leur œuvre et à émettre les principes suivants dans un compte rendu de la Société de Biologie à Paris en 1912 :

Il existe une excitabilité physiologique par les R.U.V. ; elle peut être étudiée avec autant de précision que l'excitabilité électrique, lumineuse, tactile, auditive et celle de la rétine ; la photoexcitabilité obéit à des lois de seuil, de minimum d'énergie, et à la loi d'induction physiologique, c'est-à-dire que :

1° Il existe un seuil très précis pour l'excitabilité par les U.V. — C'est la durée minimum d'irradiation nécessaire pour amener une réaction de la part de l'organisme : il y a une valeur limite bien déterminée.

2° Il existe une valeur minimum de l'intensité des rayons ultra-violets au-dessous de laquelle l'animal ne réagit pas.

3° Une excitation ultra-violette inférieure au seuil provoque des effets qui augmentent encore pendant un certain temps après la cessation de l'irradiation. Ces effets s'effacent ensuite progressivement.

Cette communication de MM. Henri et Wurmser indiquait la valeur qu'il faut donner à la susceptibilité de l'organisme soumis aux radiations ultraviolettes ; elle est extrêmement variable et chez le même individu et d'un sujet à l'autre.

———

Voilà où en était avant la guerre, l'étude des radiations ultra-violettes. Captées, étudiées à part, puisqu'elles étaient considérées comme les radiations proprement chimiques du spectre, reproduites avec des sources artificielles plus ou moins puissantes, on était arrivé à connaître à peu près toutes leurs propriétés. Elles passaient des mains du chimiste à celles du médecin; les uns, comme les autres leur découvraient des caractères nouveaux, une action nouvelle; elles avaient fait leurs premiers pas dans la thérapeutique : les auteurs allemands, Finsen entre autres, les expérimentaient plus qu'il ne s'en servaient utilement; d'autres tâtonnaient pour leur donner des raisons de vivre, dans leur emploi sur différents cas pathologiques. — Petit à petit on signalait les rayons ultra-violets comme des agents de thérapeutique dont on conseillait la cure dans certaines affections.

Une des dernières communications qui furent faites en 1914 sur l'*utilisation en thérapeutique* des rayons ultra-violets, fut donnée par M. *Dausset*, assistant de Physiothérapie, en juin 1914, dans le Paris-Médical (p. 99-102).

M. Dausset écrivait que si l'on désire en thérapeutique des effets biotiques, il faut se borner aux rayons du spectre visible et aux rayons ultra-violets ordinaires; que si l'on recherche l'effet bactéricide, il faut s'adresser à l'U.V. moyen, et enfin qu'il est inutile de rechercher les sources lumineuses riches en U.V. extrême, puisque cet U.V. extrême n'agit pas en profondeur, tout en provoquant des réactions cutanées fort doulou-reuses. — M. Dausset, employant le rayonnement non filtré de la lampe à quartz à vapeur de mercure, Westinghouse Cooper Hewitt (3.000 bou-gies) et recherchant l'action bactéricide et caus-tique de l'U.V., a obtenu des résultats intéressants dans les cas suivants qu'il a eu l'occasion de traiter.

L'acné bromique peut être détruit sur tout le corps en une seule séance de bain complet. Il ne réapparaît pas si on a soin d'entretenir la pigmen-tation par des séances ultérieures.

Un sycosis de la barbe a disparu au bout de deux séances.

Dans les ulcères variqueux, M. Dausset est arrivé à une amélioration considérable, mais sans pigmentation parce qu'il avait à faire à des tissus extrêmement défectueux.

Des tuberculoses cutanées, des plaies torpides, deux cas de furonculose de la nuque à répétition, deux cas de pelade, de psoriais, d'eczémas, ont subi des améliorations ou ont été guéris complètement avec un nombre plus ou moins grand de séances.

MM. *Vignard* et *Joffroy* montrèrent au congrès *Thalassothérapie de Cannes*, une technique spéciale pour les modifications profondes.

Bref, on peut déduire avec certains auteurs, que l'on se trouve, avec la lampe en quartz à vapeur de Hg, en présence d'une source lumineuse de 3.000 à 9.000 bougies, donnant une grande quantité de R.U.V, moyens, extrêmes et ordinaires, dont on peut utiliser avec succès l'action directe dans les affections superficielles les plus étendues, ou l'action atténue dans les affections profondes à défaut de l'héliothéraphie naturelle (Essais faits par *Nogier*, *Vignard* et *Joffroy*).

Nous avons dû à l'obligeance du *Docteur Charles Benoît* d'être en possession de nombreuses brochures allemandes parues depuis la guerre. Beaucoup ne nous disent rien que nous ne connaissions sur les propriétés des ultra-violets et sur leur caractère abiotique dans leur emploi sur les microorganismes ; quelques-unes nous donnent des aperçus sur l'utilisation qu'ont faite les formations sanitaires allemandes des sources d'ultra-violet ; d'autres enfin, reprenant de plus près l'emploi thérapeutique des mêmes sources, émettent des idées nouvelles sur le rôle joué par les radiations ultra-violettes dans certains cas pathologiques. Parmi celles-ci, une publication du *Docteur Joseph Kovacs* rapporte les résultats qu'a obtenus ce praticien dans les essais de cure tentés par lui; encore l'auteur se borne-t-il à l'énumération des cas traités, à une statistique, sans que nous ayons trouvé dans son ouvrage d'observations dont nous puissions tirer de définitives conclusions.

Cette brochure publiée en 1917, est précédée de quelques généralités sur les rayons ultra-violets, leur nature et leurs sources artificielles que nous connaissons bien.

Étudiant l'action locale des radiations, l'auteur explique que la réaction de la peau, l'érythème qui se produit au niveau de la surface irradiée, est une véritable hyperémie active, visible, qui décongestionne les organes intérieurs, améliore l'alimentation des tissus, relève et renforce les échanges cellulaires, formant ainsi de nouveaux éléments chimiques propres à produire une plus grande oxydation.

Schrötter et quelques autres auteurs comparent dans ce cas-là la peau à un organe à sécrétion interne. Nous ne pensons pas qu'il puisse en être ainsi, mais il n'est pas impossible que ce soi-disant anti-corps qui se formerait au niveau des tissus superficiels irradiés par une source d'ultra-violet, soit un agent de transmission d'énergie et par conséquent de défense. — Dans le cas où l'alimentation des cellules de la peau est troublée, leur faculté de réaction amoindrie, elles ne peuvent pro-

duire en quantité suffisante les éléments nécessaires
contre les toxines microbiennes ; dans ce cas-là,
on peut se demander si la thérapeutique des ultra-
violets ne procure pas un meilleur moyen d'en-
tretien des tissus, en provoquant une plus grande
activité des échanges?

Roller, autre auteur allemand, connaissant la
non-pénétration des ultra-violets, à cause de leur
si facile absorption par certains milieux, prétend
avoir traité des cas de tuberculose pulmonaire et
obtenu des améliorations indiscutables après des
insolations locales. Il attribue la réalité de cette
action à distance à ce qu'il dénomme un « Haut-
Pigment », qui serait un produit réactionnel de la
peau, sous l'influence des bains d'ultra-violet.
D'après lui, ce « pigment » aurait, tantôt un rôle
de protection, en tant qu'il absorbe une grande
partie des rayons chimiques, et qu'il protège des
organes plus fragiles des dommages éventuels pouvant résulter d'une trop grande inondation de
rayons, tantôt il lui accorde un rôle de transformation des ondes lumineuses courtes en ondes
longues, qui, à cause de leur plus grande puissance
de pénétration, facilitent la guérison dans les régions plus profondes.

Wagner, toujours auteur allemand, accepte
comme explication de la guérison à distance que
les éléments du sérum sanguin saturés d'oxygène
dans la couche papillaire par les rayons lumineux,
vont distribuer cet oxygène aux couches profondes
de l'organisme, aidant pour une large part à la

destruction des germes pathogènes, en augmentant les moyens de défense.

De fait l'école allemande, en général, admet en principe que l'action des rayons se manifeste par la formation du pigment, par une excitation des organes vaso-moteurs, par une réaction de protection et de transformation chimique au niveau de la peau et une décongestion des organes profonds, exerçant une influence favorable sur le système circulatoire et le système nerveux.

Le *Docteur Kovacs* n'a fait des essais de cure par la radiothérapie ultra-violette que depuis un an et demi ; il a publié les résultats obtenus au cours de cette période et s'en tient aux trois cas suivants :

1° La tuberculose du poumon et du larynx ;

2° Les tuberculoses osseuse, articulaire et cutanée ;

3° Dans des cas autres que tuberculeux.

Il expose toute une technique d'insolations par les ultra-violets à laquelle il attribue toute la valeur d'un auteur pour son œuvre ; il rappelle que l'intensité d'insolation doit se régler d'après la sensibilité individuelle et selon la partie du corps qui doit être inondée, disant, avec raison, que certains sujets comme certaines parties du corps réagissent plus ou moins à l'action de la lumière ultra-violette.

28 malades atteints de lésions pulmonaires tuberculeuses à la première ou à la deuxième période furent soumis au traitement, 21 présen-

4

taient des lésions du sommet ; 7 plus sérieusement atteints avaient en plus de l'infiltration d'une ou plusieurs portions des poumons. Ces malades furent exposés aux radiations de la lampe à vapeur de mercure, tous les jours au début du traitement et plus tard, à des intervalles de deux à trois jours ; alternativement, on pratiquait l'insolation de la poitrine, du ventre et du dos.

L'auteur prétend qu'après des insolations pendant deux à trois semaines, il a vu diminuer la température de ses malades, puis l'a vue disparaître complètement ; que les troubles nerveux, névralgies, douleurs intercostales, cessaient dès les premiers jours du traitement et dans beaucoup de cas, définitivement. Les malades semblaient cependant au début, assez fréquemment atteints de troubles divers, tels que lassitude, diminution de l'appétit, diminution de poids, mais ces phénomènes tendaient peu à peu à disparaître avec le rétablissement de l'état général, des forces et du poids du corps ; en même temps, les malades toussaient moins, crachaient beaucoup moins abondamment. Les signes perçus à l'auscultation perdaient de leur netteté, principalement pour le premier groupe de malades (21), dont les lésions pulmonaires n'avaient pas dépassé le sommet ; pour les malades du deuxième groupe (7), on n'avait pas observé d'amélioration dans les phénomènes objectifs.

Trois malades ayant auparavant présenté des hémoptysies, avaient manifesté au cours du traitement, des dispositions à des accidents plus sérieux,

de sorte que le Docteur Kovacs estime que dans
ces cas, le traitement ne doit pas être appliqué.

Le même auteur, ayant désiré combiner l'action
des rayons ultra-violets avec la tuberculine, rapporte les résultats de son expérience.

Il prétend que, au cours de la cure d'insolation,
il remarquait une augmentation de la sensibilité à
la tuberculine; il obtenait des réactions assez violentes pour devoir réduire les doses, distancer les
injections et quelquefois même, supprimer complètement la tuberculine chez des malades dont la
température subissait des ascensions sérieuses et
tenaces.

Lorgo, *Kraus* et *Pillmann*, désirant connaître
l'action de la lumière solaire sur les tuberculoses
du larynx, se servirent d'un appareil spécial, muni
d'un miroir, siégeant au niveau du voile du palais
et sur lequel, ils faisaient réfléchir les rayons lumineux pour les diriger au niveau des lésions laryn-
gées; — Kovacs se servit d'un dispositif à peu près
semblable pour apprécier la valeur des seuls ultra-
violets dans ses essais de cure; il supprima le
miroir de verre et introduisit ces rayons ultra-violets par un tube de caoutchouc légèrement recourbé
qu'il amenait aussi près que possible des lésions
sur lesquelles il voulait agir. Dans les 6 cas qu'il
a eu l'occasion de traiter par ce procédé, les sujets
présentaient des ulcérations des cartilages du
larynx, des cordes vocales, avec de sérieuses lésions
pulmonaires; traités par l'insolation locale et générale, ces malades ont présenté des améliorations

notables portant sur l'irritation, la diminution de la toux et de la douleur.

Le dispositif dont se servait le Docteur Kovacs ne paraît pas devoir être utilisé, à raison des difficultés d'emploi qu'il présente ; nous n'avons pas eu connaissance que des essais semblables aient été pratiqués ailleurs. Peut-être serait-il bon de tenter sur ce point de nouvelles recherches à l'aide d'un appareil plus maniable et partant plus efficace.

Le *Docteur Kovacs* continue dans son ouvrage l'énumération des cas pathologiques dans lesquels il a eu l'occasion d'expérimenter l'action des radiations ultra-violettes. Par la variété des cas présentés, par leur nombre, son œuvre paraît être le résultat d'un travail sérieux ; nous n'avons pas cependant trouvé le détail complet d'une observation que nous aurions voulu pouvoir rapporter, pensant qu'une simple statistique n'est pas un apport suffisant sur lequel on puisse tabler d'une façon complète et précise. L'auteur n'enregistre pas que des succès : il avoue des échecs, mais ne parle que très peu des cas dans lesquels il n'a pas paru obtenir de résultats.

Il dit avoir eu l'occasion de traiter cinq malades atteints de péritonite tuberculeuse. Le cas paraissant le plus instructif, fut celui d'un de ses malades présentant des signes de bacillose pulmonaire gauche au troisième degré et de nombreuses lésions du poumon droit au premier degré ; ce malade avait une péritonite tuberculeuse à forme ascitique avec une température de 39° et des troubles graves des

fonctions gastrique et intestinale. Après un traitement d'insolations qui a duré trois semaines, le
Docteur Kovacs prétend que son malade n'avait
plus de fièvre, que son ascite avait à peu près complètement disparu : l'appétit et la digestion s'amé-
lioraient et l'on pouvait constater une augmentation de poids. Après trois mois d'insolations locale
ou générale alternées, l'amélioration de l'état pulmonaire était indiscutable, dit l'auteur, si bien que
le malade voulut reprendre son travail sans pro-
longer son traitement.

Dans des formes de tuberculose osseuse, ostéites,
périostites, fermées ou fistuleuses, l'amélioration
due au traitement se manifestait d'abord par la
cessation des douleurs ; ensuite par une diminution
régulière du gonflement. — Des abcès froids qui
préexistaient au traitement ou qui se formaient au
cours des périodes de cure arrivaient bientôt à la
résorption ou bien guérissaient rapidement après
une ouverture artificielle ou spontanée.

Des fistules osseuses eurent, sous l'influence des
rayons, une réaction analogue à celle des fistules
ganglionnaires. L'écoulement du pus était d'abord
plus abondant ; il devenait peu à peu moins fort et
séreux, jusqu'à ce qu'il cesse totalement. M. Kovacs a traité cinq fistules costales, deux du
sternum, huit des diaphyses des os des membres
qui demandaient en moyenne un traitement de
10 semaines ; quelques cas se faisaient attendre
après une plus longue période : « Je suis persuadé,
dit M. Kovacs, que plus tard il y aura également

guérison ». — Conviction n'est pas certitude ! Il est impossible de tabler sur de simples et gratuites affirmations !

D'autre part, M. Kovacs présente sa série de cas d'ostéites tuberculeuses améliorées comme la preuve que tous les cas suivent le même processus de guérison et y arrivent fatalement tôt ou tard.

Nous verrons plus loin qu'il n'en est rien et que, jusqu'à plus ample informé, il ne faut pas attribuer à la thérapeutique ultra-violette un rôle de panacée universelle.

Jesionneck, auteur de nombreuses recherches et qui a lui-même préconisé un modèle de lampe presque uniquement employé à l'heure actuelle en Allemagne, a longuement étudié les actions des rayons ultra-violets sur les lésions tuberculeuses de la peau.

Les maladies cutanées qui s'observent chez les phtysiques subissent une rapide amélioration sous l'influence des radiations ultra-violettes, tel que le « Pityriasis versicolos ». Le lupus de la face étudié de très près par Finsen et l'école des dermatologistes allemands, avait été l'une des lésions sur laquelle l'ultra-violet avait donné le plus de motifs d'applications. Jesionneck, Kovacs et d'autres, enregistrèrent de nombreux succès. Kovacs a employé un dispositif qu'il appelle un *Uviolglas* laissant seulement passer les radiations à plus longue longueur d'onde ; il a appliqué des inondations locales et générales alternativement et a réussi dans deux cas à diminuer notablement la surface du lupus.

Wagner et *Widboltz* obtiennent des résultats fort appréciables dans divers cas de lésions tuberculeuses de l'appareil uro-génital.

C'est ainsi que les Allemands en arrivaient à traiter une grande quantité de plaies non tuberculeuses par les rayons ultra-violets. Tous ceux qui utilisèrent ce mode de traitement des plaies, signalent une cicatrisation beaucoup plus rapide des lésions. Les plaies à aspect gangréneux étaient au préalable débarrassées de toutes les portions nécrosées qui semblaient être autant de zones d'absorption des radiations ultra-violettes. Puis, après ce nettoyage soigneux, les plaies étaient soumises à lampe de quartz.

La guerre a permis aux Allemands d'étendre considérablement ce mode de traitement des plaies à de nombreuses lésions des tissus superficiels ou osseux ; les appareils d'ambulances, de plus grandes installations dans les formations sanitaires fixes, leur ont encore aidé à rendre plus vaste leur champ d'action.

Jesionneck décrit 4 cas de tétanos pour lesquels il obtient de très bons résultats ; les mêmes essais et les mêmes résultats furent réalisés par *Jacobsthal* et *Thamm*.

Kovacs résumant les recherches faites dans les applications des ultra-violets, arrive à ces conclusions que nous rapportons :

Dans la tuberculose pulmonaire, l'influence des ultra-violets était favorable sur les phénomènes subjectifs dans chaque cas ; l'amélioration des phé-

nomènes objectifs était plus difficile à observer
dans les cas où l'état du poumon était plus compliqué.

Dans les lésions pleurales d'origine tuberculeuse ou autres, les rayons rouges se montrent
comme les plus efficaces.

Dans d'autres localisations tuberculeuses, la
radiothérapie ultra-violette a obtenu de notables
succès comme pour la péritonite tuberculeuse, les
lésions osseuses de même origine ; alors que cette
même thérapeutique a été moins efficace dans les
lésions tuberculeuses des articulations, des glandes
et de la peau.

Quant aux plaies de guerrre, ou autres plaies
non tuberculeuses, les radiations ultra-violettes ont
donné des résultats saisissants dans la rapidité de
la cicatrisation.

Nous croyons que les appareils dont se sont
servis les Allemands ont été l'objet de peu de
modifications : ils ont généralisé autant qu'ils l'ont
pu l'emploi de cette méthode, mais nous pensons
que les idées actuelles des auteurs français sur la
question de la radiothérapie ultra-violette, sont,
malgré le très petit nombre des « spécialistes » de
la question, au moins aussi étendues, et peut-être
plus précises et plus avancées.

———

Le 22 octobre 1917, *M. Charles Benoît* faisait
à l'Académie des sciences une communication sur

« le *traitement des plaies de guerre par l'action com-
binée des radiations visibles et ultra-violettes.* » La
source lumineuse employée avait été la lampe à
mercure Cooper-Hewitt très riche en rayons photochimiques. Les expériences avaient été poursuivies
depuis près de deux ans, et plusieurs centaines de
cas ayant été traités, il était permis à M. Charles
Benoît d'en déduire les résultats exposés ci-des-
sous.

1° *Plaies atones ou ulcérées.* — Il importe pour
leur traitement de réveiller la vitalité du milieu et
d'en modifier la surface ; à cet effet, la lampe est
placée à distance, ou mieux au contact de la plaie,
en intercalant toutefois nn écran à double lame de
quartz, qui, par une circulation d'eau évite l'échauf-
fement. La durée de l'irradiation sera de deux à
trois minutes pendant deux ou trois jours ; on laisse
ensuite reposer la plaie pendant deux jours (pansement : gaze aseptique sèche tous les jours). La
plaie, en évoluant, passe rapidement du grisâtre au
rouge brun, puis au rouge vif. La suppuration est
inodore dès le premier jour et diminue après le
sixième jour. Des plaies datant de plusieurs mois,
rebelles à tout traitement ou topique, ont été transformées en une quinzaine de jours en plaies franches
et vivaces.

2° *Plaies récentes à vaste surface.* — Il importe
pour leur traitement d'employer des irradiations
d'intensité moyenne, s'étendant à la fois à la plaie
elle-même et à la plus grande partie possible des
téguments voisins. Les deux premiers jours, l'appa-

reil est placé à 50 centimètres pendant deux à trois minutes; on accoutume ainsi les téguments en évitant l'érythème. On diminue ensuite progressivement la distance à 40, puis à 30 centimètres, en augmentant la durée de l'insolation jusqu'à 10 minutes; pansements secs stérilisés. La suppuration est abondante dès le début, l'insolation provoquant une phagocytose très active. Le pus, d'abord riche en microorganismes, n'en renferme plus, vers le septième jour, que deux à quatre par champ microscopique. La suppuration disparaît ensuite presque complètement. La plaie est alors inodore, indolore, sans bourgeons exubérants. L'action ultra-violette dans tous les cas, s'est montrée cicatrisante, stérilisante et analgésiante au plus haut point. Les gains obtenus pour la durée de la cicatrisation ont varié, suivant les cas, de 50 à 60 $^\circ/_\circ$.

Le processus de cicatrisation résultant de l'action ultra-violette est tout particulier; non seulement les cicatrices sont souples, sans adhérences et sans induration chéloïdienne, mais encore, au lieu d'une cicatrice fibreuse comblant peu à peu la surface, on constate le rétrécissement progressif de celle-ci, au point que les plaies de 5 à 10 centimètres de diamètre se sont résolues en cicatrices ne dépassant pas parfois 1 centimètre.

En même temps que les irradiations locales, on a toujours effectué simultanément des irradiations plus étendues, ou même donné des bains de ·umière complet avec, comme résultat, une amélioration de l'état général ; l'appétit augmente avec les forces ; la circulation sanguine active, favorise la disparition des œdèmes, des raideurs, des troubles trophiques.

3° *Traitement des fractures.* — Les fractures sont très heureusement influencées par l'ultra-violet. Dans les fractures fermées, l'exaltation de la vitalité produite dans le membre largement irradié provoque une consolidation rapide et un cal solide. Les fractures non consolidées depuis plusieurs mois ont donné un cal résistant après 25 à 30 jours de traitement.

Dans les fractures ouvertes, le traitement par l'ultra-violet facilite une plus rapide détersion des foyers, accélère l'élimination des esquilles et aide à la consolidation. (*Comptes rendus de l'Académie des sciences, tome 165, p. 572; 22 Octobre 1917*).

C'est là, croyons-nous, la seule communication à l'*Académie des sciences* qui ait été faite au cours de la guerre, sur la radiothérapie ultra-violette.

Depuis cette époque (1917), la connaissance plus grande des radiations ultra-violettes, leur emploi très étendu, leurs applications transformées dans un très grand nombre de cas, permettent de mettre au point cette question, en l'arrêtant, après toutes les étapes franchies, à celle toute dernière à laquelle nous nous trouvons aujourd'hui. Certaines règles, antérieurement fixées, paraissent n'avoir pas subi de modifications ; d'autres ont été complètement bouleversées ; il en est ainsi de beaucoup de sciences.

LES RAYONS ULTRA-VIOLETS PÉNÈTRENT-ILS ?

M. le Docteur *Mallet*, étudiant la pénétration des radiations ultra-violettes, rappelle les diverses expériences qui furent tentées par les auteurs, pour apprécier jusqu'à quel point ces radiations pouvaient traverser les tissus.

« *Freund* ayant fait choix d'une source lumineuse puissante, examinait la transparence de lambeaux épidermiques frais, provenant de phlyctènes, de brûlures, de bulles de pemphigus, et comparaît les épreuves spectrographiques obtenues avant et après l'interposition du fragment épidermique. Il observait que la transmission de l'U. V. s'arrêtait à Λ 3.260 A. (l'ultra-violet solaire ayant pour limite 3.000 A.).

Jansen arrivait à des conclusions analogues.

Vignard et *Nogier* montrent qu'à travers une épaisseur de 1 millimètre de peau, il ne filtre que des radiations de longueur d'onde plus grandes que 3.660 A; sous une épaisseur de 2 mill. 5, il ne filtre que des rayons de longueur d'onde plus grande que 4.358 A., correspondant à la couleur indigo-violet du spectre : « Il est étrange, dit Nogier, que l'on parle d'action profonde de l'ultra-violet, en photothérapie du moins ».

Junni Busk, opérait à l'aide d'une lampe de 70 ampères, dont les rayons étaient dirigés sur un spectroscope. Il constate que toutes les couleurs du spectre étaient visibles à travers une oreille de lapin ; les rayons bleus-violets, disparaissaient à travers deux oreilles de lapin, à l'encontre des rayons verts, jaunes et rouges qui pénétraient. Trois oreilles arrêtaient les rayons verts, et pour quatre, seuls étaient observés les rayons rouges du spectre.

« Ces données physiques devaient être complétées par la réponse à une question qui prime ici toutes les autres, dit le Dr Mallet ; — jusqu'à quelle profondeur se conserve l'action bactéricide des radiations ? »

Nagelschmidt exposait aux radiations de la lampe à arc, un cobaye sous la peau duquel il avait inoculé des cultures de bacilles de Koch ; aucune lésion tuberculeuse ne se produisait, tandis qu'un autre cobaye, inoculé dans les mêmes conditions, mais à l'abri de la lampe, était tuberculisé.

Finsen, détruisait des cultures microbiennes, après une exposition de 3/4 d'heure, à travers l'oreille d'un lapin, dont il avait chassé le sang par compression.

Jansen constatait que des cultures microbiennes étaient détruites régulièrement sous des épaisseurs de 1 mill. 5, de lambeaux de peau de souris ou de cobaye, alors qu'à 4 millimètres, la culture était seulement atténuée.

La pénétration des radiations ultra-violettes paraît donc être extrêmement minime.

En 1919, *Gassul*, Directeur de l'Institut universitaire des recherches contre les maladies cancéreuses, à l'Hôpital de la Charité de Berlin, expérimenta l'action profonde des radiations ultra-violettes en se servant de souris blanches qu'il a exposées d'une part aux rayons ultra-violets et, d'autre part, aux rayons rouges. Son expérience est extrêmement intéressante; il la donne dans les annales de « Strahlentérapie » de 1919 et elle vaut d'être rapportée.

Il a soumis à l'action des radiations ultra-violettes 14 paires de souris, et 4 paires aux radiations rouges; en général, 2 paires de souris par expérience. Ces souris étaient distantes de 45 centimètres de la source ultra-violette et de 35 centimètres de la source des radiations rouges. — Des 14 paires utilisées pour l'étude des radiations ultra-violettes, 9 paires étaient rasées sur le dos et exposées à ce niveau : 5 paires étaient rasées sur le ventre et exposées sur le ventre.

Chaque exposition durait deux heures.

Après une certaine durée d'insolation calculée en heures, les souris sont tuées et on procède aussitôt à l'examen des organes de l'animal : rate, foie, reins, capsules surrénales et liquide péritonéal; on pratique un examen microscopique et histologique de chacun de ces organes. Gassul a fait, au cours de ses expériences, les remarques suivantes :

Les effets des radiations ultra-violettes sur ces organes sont d'autant plus marqués que l'exposition est de plus longue durée.

Après deux heures d'exposition, on constate une

légère hyperémie de la rate et du foie ; aucune réaction au niveau des reins et du péritoine.

Après 4 à 6 heures d'insolation, on trouve une hyperémie très sensible des organes. Le rein, le foie, la rate, les capsules surrénales sont gonflées, hypertrophiées, congestionnées, présentant une coloration rouge sombre ; à l'examen au microscope, on trouve les vaisseaux de ces organes éclatés et gonflés de sang.

Après 6 à 10 heures, la congestion est beaucoup plus intense au niveau du foie, du rein, de la rate : les vaisseaux sont dilatés à l'excès : autour de la paroi des vaisseaux, on aperçoit un abondant exsudat : c'est du sang extravasé.

Après 10 à 14 heures, ce sont, cette fois, de véritables hémorragies autour des vaisseaux.

A partir de la 6e heure, l'examen du liquide péritonéal, surtout pour les souris du second groupe, rasées au niveau de l'abdomen et exposées à la lampe de ce côté, montre une augmentation très notable des leucocytes et surtout des érytrocites.

L'attitude des souris exposées aux radiations ultra-violettes est la suivante : au début, leur vivacité est augmentée ; la souris s'agite, et paraît se défendre contre l'action des radiations ; elle tente de s'échapper.

Après la 4e heure, cette agitation a disparu, la vivacité de l'animal paraît considérablement amoindrie. A partir de la 8e heure, l'animal est dans une torpeur complète.

Les oreilles de l'animal, qui, jusqu'à la 3ᵉ ou 4ᵉ heure, étaient congestionnées, rouges, à partir de la 6ᵉ heure, s'anémient, tombent, et s'exfolient.

Cette expérience récente est intéressante en ce sens qu'elle semble bien démontrer une pénétration beaucoup plus profonde des radiations ultra-violettes qui augmente avec la durée de l'insolation.

Une autre expérience, réalisée par le Dʳ *Charles Benoit*, en août 1919, tend à fortifier cette conviction; elle a été faite avec de la peau humaine. Quelques lambeaux de peau sont étendus et fixés dans une boîte au fond de laquelle on a déposé une lame de papier au citrate d'argent; la boîte est placée sous la lampe en quartz à vapeur de mercure; l'expérience a porté :

1°) Sur la peau de la région dorsale de la main. Cette portion, dans les conditions indiquées a été exposée à une source lumineuse de rayons ultra-violets de 3.000 bougies, à 220 volts, et à 10 centimètres du foyer. On a obtenu la sensibilisation du papier au citrate d'argent après 15 minutes.

2°) Sur la peau de la cuisse : ce lambeau est soumis à l'action des radiations ultra-violettes dans les mêmes conditions; même source, même voltage, même distance du foyer. La sensibilisation du papier au citrate d'argent a été obtenue après 35 minutes.

Ceci prouve déjà que certaines parties du corps d'un même sujet, sont plus ou moins facilement traversées par les radiations ultra-violettes.

Après cette première partie de l'expérience, le

5

Dr Charles Benoit a interposé entre le foyer lumineux et la peau, une plaque de verre de deux millimètres d'épaisseur.

Avec le premier lambeau de peau, la sensibilisation du papier au citrate d'argent a été retardée
de 12 minutes ; avec le second lambeau (cuisse),
de 25 minutes.

Ceci prouve que ce sont bien les rayons ultra-
violets qui ont agi dans la première partie de l'expérience, puisque l'interposition de la lame de verre
a retardé la sensibilisation du papier au citrate
d'argent.

Dans les deux cas, la peau était composée de
l'épiderme et du derme.

ACTION PHYSIOLOGIQUE DES RAYONS ULTRA-VIOLETS

Les ultra-violets peuvent être considérés comme ayant des propriétés très différentes, opposées même, suivant que l'on s'adresse à des radiations de plus ou moins grandes longueurs d'onde. Les unes sont celles, comme nous l'avons déjà vu, qui ont le pouvoir *« abiotique »*, par excellence et qui rendent les radiations ultra-violettes les plus dangereuses de toutes, comme l'a dit M. Berthelot. Les autres, au contraire, sont surtout des radiations bienfaisantes et ce sont celles que l'on emploie le plus souvent en thérapeutique quand on veut améliorer un milieu, ou favoriser les moyens de défense de ce milieu. Par opposition à la première catégorie on pourrait appeler la seconde, la catégorie des radiations « *eubiotiques* ».

Les effets abiotiques des rayons ultra-violets, sont obtenus par les rayons à courte longueur d'onde, de 22 à 28 angström ; ils sont nettement destructifs et nécrobiotiques. On obtient cet effet abiotique chaque fois que l'on tient les parties exposées à une distance très rapprochée du foyer lumineux. Il varie, bien entendu, avec l'intensité de ce foyer, son voltage, et l'absence de toute particule gazeuse entre le foyer et la lentille de quartz, servant d'objectif, qui pourrait absorber une certaine quantité de radiations.

On a pu se rendre compte qu'une distance de 45 centimètres en moyenne, rend les rayons ultra-violets peu nocifs à moins d'une exposition volontairement prolongée.

Les rayons à moyenne et longue longueur d'onde, 27 à 35 angström, sont les rayons à action eubiotique. On peut leur considérer une action superficielle et une action profonde.

1° *Action superficielle.* — Sur la peau, nous avons le phénomène de la pigmentation. Il a fait couler beaucoup d'encre : nous l'avons déjà étudié en partie.

Révillet et *Rollier* sont d'accord pour prétendre que la pigmentation est le signal d'une amélioration sensible et prochaine, que la résistance du malade soumis aux radiations ultra-violettes est presque toujours proportionnelle au degré de la pigmentation.

Le Professeur *Landouzy*, étudiait très spécialement cette réaction : « Nous possédons à cet égard, disait-il, une véritable posologie et on n'a pas exagéré en proclamant que la pigmentation est le baromètre de la cure solaire; elle a fortement contribué à faire sortir l'héliothérapie du domaine de l'empirisme ».

« Le pronostic de la tuberculose, ajoutait le Professeur Landouzy, passe pour être particulièrement défavorable chez les blonds vénitiens qui ne se pigmentent pas. »

Le Docteur *Mallet* rappelle que *P. Carnot* a démontré que « l'accentuation de la coloration

pigmentaire de la peau, sous l'influence des rayons
solaires, est un signe d'activité fonctionnelle et
nutritive plus marquée. Les cellules pigmentées ont
plus de vitalité que les cellules non pigmentées ».

Miramont de Laroquette « rapproche le retard ou
le refus de la pigmentation du retard ou du refus
parfois complet de la sudation locale qui s'observe
chez certains malades soumis au surchauffage lumineux : dans l'un et l'autre cas, il y a défaillance
dans les réactions normales des tissus aux excita-
tions du rayonnement; dans l'un et l'autre cas, le
résultat thérapeuthique paraît compromis » — mais
il ne s'en suit pas que la pigmentation ait une
action thérapeutique directe et qu'il y ait entre elle
et la guérison une relation de cause à effet.

Pour tel sujet, la pigmentation atteindra son
maximum au bout de 4 à 6 semaines, et en même
temps, la progression de la cure aura pu atteindre
ou dépasser trois heures de durée ; d'autres fois, la
pigmentation est plus lente, s'ébauchant au bout
de deux ou trois mois ; cela ne veut pas dire que le
sujet ne guérira pas. En effet, les malades non
pigmentés peuvent guérir parfaitement, car l'érythème persistant qu'ils présentent absorbe tous les
rayons, autres que les rouges, et leur permet de
bénéficier de l'action calorifique des radiations, si,
par ailleurs, leurs autres fonctions organiques
s'accomplissent bien.

Par contre, la valeur pronostique de la pigmentation n'est pas absolue, on peut voir des sujets très
bien pigmentés ne pas guérir. *Poncet* en a signalé

des exemples : *Doche* d'Arcachon et *Pascal* de
Cannes, citent des observations de sujets présentant un grand nombre de localisations osseuses
fistuleuses et qui, malgré une pigmentation intense,
ne tardèrent pas à succomber.

Sur la peau, se produit également une hyperémie considérable à l'action des radiations ultra-
violettes : il y a une augmentation de la circulation
à la surface des tissus, caractérisée par une vive
rougeur ; on constate une augmentation de volumes
des capillaires.

Sur le sérum sanguin, le Dr Charles Benoit a
constaté que les ultra-violets amenaient une préci-
pitation colloïdale des substances sanguines. Il a
pris du sang de typhique et de pneumonique ; il
a constaté dans le sérum de ces sujets cette préci-
pitation colloïdale intense sous l'action des radiations, et qu'il n'a retrouvée dans aucun autre
sérum sanguin d'homme sain.

2° *Action profonde.* — L'action hypertensive
que nous avons constatée sur des tissus superficiels
paraît être la cause d'une hypotension profonde
produite par les ultra-violets. Cette double action
paraît assez nette. Chez certaines personnes exposées d'une façon prolongée, les rayons ultra-violets
peuvent provoquer des accidents graves, ayant
souvent comme conséquence une hypotension
accentuée et constante, avec des troubles cardia-
ques. — C'est le cas d'un médecin allemand
qui, à la suite de longues séances d'ultra-violets,

dut s'arrêter en proie à des désordres sérieux dus à une hypotension artérielle considérable.

Il est à remarquer que l'action des radiations ultra-violettes provoque une accélération de la circulation : le pouls est augmenté. L'ultra-violet facilitant l'élimination des toxines, provoque par le fait même un abaissement de température qui a toujours été constaté dans les maladies infectieuses (Ch. Benoit).

Il ne faut pas confondre cette action avec l'effet congestif des rayons ultra-violets qui, donnés en excès, provoquent une action toute opposée, c'est-à-dire une augmentation de température; c'est celle qu'on observe dans de nombreux cas de tuberculose pulmonaire.

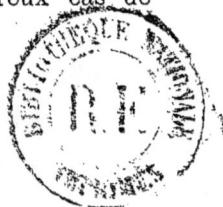

INDICATIONS GÉNÉRALES DE LA CURE ULTRA-VIOLETTE
AU POINT DE VUE CHIRURGICAL

Tout ce qui contribue à augmenter la résistance générale augmente l'activité de réparation locale ; et tout ce qui augmente l'excitation locale, et la réaction vitalisante au niveau des lésions chirurgicales, contribue à leur amélioration. L'ultra-violet de par ses propriétés, doit donc être utile. On peut lui reconnaître une action générale et une action locale.

État général. — Nous avons vu qu'il augmentait la force de résistance par une suractivité de la circulation et des échanges. Il accroît le nombre des globules rouges ; il les charge en oxygène et augmente ainsi la richesse sanguine. Il amène une élimination plus rapide des déchets de la nutrition (urée) et provoque ainsi des abaissements de température.

État local. — Lorsqu'on fait agir sur une plaie quelconque, les radiations ultra-violettes de la lampe à vapeur de mercure, on constate une diminution de la suppuration. Au cours de la période d'exposition, on voit une dessication de la plaie qui se recouvre d'un vernis brillant. Nous avons pu constater cet effet, au cours des quelques essais que nous avons tentés dans le service de M. le *Profes-*

seur Quénu : tout l'exsudat qui recouvre une plaie au moment où l'on enlève le pansement, s'assèche, pour faire place à ce « vernis » brillant qui semble une mince pellicule. Lorsqu'une plaie exposée au lieu de se vernir, en rouge brillant, présente une surface générale grisâtre et terne, l'effet eubiotique a été dépassé : il s'agit d'un début de nécrose : il faut arrêter l'exposition à la source lumineuse (Benoit).

Après l'exposition, la plaie se recouvre peu à peu de goutelettes de sérosité riches en globules blancs et qui, à mesure que les expositions sont plus longues et plus nombreuses, devient plus claire, moins abondante; dans cette sérosité, après cinq ou six jours, on ne trouve plus que quatre à cinq microbes par champ microscopique. La plaie se rétrécit, rougit, devient plus vivace. Les substances étrangères qui recouvrent la plaie ou qui se logent dans ses anfractuosités, les corpuscules encastrés dans ses plis, débris épithéliaux, débris de pansements, grâce à l'activité vitale développée, sont appelés à la surface et peuvent être facilement éliminées.

La surface de la plaie diminue : la production accélérée d'une couche épithéliale d'abord peu solide, qui, après quelques jours, devient résistante, donne une cicatrice souple, molle, sans adhérences aux tissus profonds, bien irriguée et d'une couleur normale.

La désodorisation et la désinfection des plaies exposées aux radiations ultra-violettes est une

caractéristique frappante de ce genre de traitement.
Nous avons eu l'occasion de nous en rendre compte
dans le service de M. le Professeur Quénu, sur un
cas de phlegmon de la main, chez un malade de
65 ans : la plaie grave, largement débridée, laissait
écouler un pus abondant et fétide, dont l'odeur
avait disparu après quelques jours de traitement,
nous en rapportons plus loin l'observation.

On sait de tout temps combien l'action à la
lumière est indispensable à la bonne réparation des
fragments osseux dans les fractures. L'action des
rayons ultra-violets augmente la circulation sanguine dans les tissus avoisinant le foyer de fracture,
et par le fait même, paraît faciliter la production
du cal, qui en général, est peu volumineux et
solide. Nous en donnons également un exemple
dans notre série d'observations.

On admet d'une façon générale, que la circulation intense, l'appel de sang à la surface, exercés
par les ultra-violets dans les arthrites traumatiques,
septiques, provoque une résorption assez rapide
des exsudats.

Nous rapportons également quelques observations de malades atteints de lésions tuberculeuses
cutanées, d'abcès froids, d'adénites tuberculeuses,
fistuleuses ou non, de lésions osseuses de même
nature et qui ont paru bénéficier de la cure par les
rayons ultra-violets.

Les mêmes effets des rayons ultra-violets dans
les affections *purement médicales* paraissent encou-
rager les essais tentés dans cette voie.

COMMENT DOIT-ON PRATIQUER
LA CURE ULTRA-VIOLETTE?

A part quelques cas très particuliers où on a recours à l'action abiotique, le traitement ultra-violet, en raison de la faible pénétration des radiations, doit toujours être général, même pour une lésion locale, et embrasser la plus grande partie possible de téguments. (Ch. Benoît.)

La thérapeutique ultra-violette, au cours des premiers essais tentés, se bornait à exposer les régions sur lesquelles on voulait agir, aux sources des radiations. De plus en plus, on tend aujourd'hui à pratiquer des insolations générales pour agir autant sur l'ensemble de l'organisme, que sur le point local à traiter : « L'exposition dans un bain général d'ultra-violet doit être la règle, avec l'insolation plus particulière du point lésé » (Ch. Benoit).

Cette balnéation ne peut se faire d'emblée : il faut tenir compte de la susceptibilité individuelle, en même temps que de la surveillance constante qu'il faut toujours garder vis-à-vis des radiations ultra-violettes dans leur emploi.

Il faut régler la balnéation de façon à accoutumer progressivement et très prudemment le malade à l'action des rayons, en étant persuadé que ce traitement constitue un agent actif, mais dont l'abus peut occasionner de graves dangers.

Jusqu'à ces derniers temps, on se contentait de l'action seule de la lumière de la lampe à vapeur de mercure. Celle-ci, très riche en rayons ultra-violets, violets et bleus, ne contient aucun rayon rouge ni infra-rouge. Or les recherches de Benoit, démontrent que les rayons infra-rouges ont, sur l'ensemble du corps, une action considérable. Les rayons infra-rouges, qui, à l'encontre de ce que l'on croyait jusqu'à présent, sont des rayons caloriques et chimiques, ont une action eubiotique nettement marquée : ils agissent sur les tissus dont ils exaltent l'activité vitale, par rapport au tissu pathologique voisin.

Sous l'influence des infra-rouges, la cellule acquiert une vigueur nouvelle De plus, ces rayons favorisent la phagocytose, provoquant une hyperémie considérable, décuplant celle des ultra-violets; et comme les rayons infra-rouges sont extrêmement pénétrants, ils augmentent dans des proportions notables la quantité de sang appelé des régions profondes vers la surface, si bien qu'on a pu dire qu'un bain d'ultra-violet, doublé d'une insolation de rayons infra-rouges, était décuplé comme puissance. Grâce à certains écrans très sensibles, Ch. Benoit a pu enregistrer la pénétration et la sortie de rayons infra-rouges à travers le corps de l'homme. Il est donc utile d'associer à l'action ultra-violette générale une action de rayons lumineux dans lesquels les rayons rouges et infra-rouges se trouvent en proportion notable. Cette lumière est facilement produite par

les lampes à incandescence dites « demi-watts » ;
et depuis trois mois, Ch. Benoit emploie toujours,
en même temps qu'une irradiation générale ultra-
violette, la projection sur le malade d'un faisceau
puissant de lumière blanche de lampes demi-watts,
dont l'intensité peut aller jusqu'à 2.000 bougies. Il
réserve pour l'action locale, directe, limitée, des
radiations plus actives encore et sélectionnées.

C'est la théorie et l'application des associations
lumineuses à base d'ultra-violet qui paraissent
donner de beaucoup les plus importants résultats
et dont l'efficacité a été maintes fois constatée.

La balnéation prudente et progressive doit être
graduée suivant une méthode qui est le plus fréquemment employée. Elle se fait d'une part, en
éloignant plus ou moins les sources lumineuses,
et en variant la durée du contact des vibrations
lumineuses, mais, de plus et surtout, chez certains
sujets plus sensibles, il est utile de faire usage de
modérateurs.

Ces modérateurs peuvent être de deux ordres :
1° *des écrans,*
2° *des substances chimiques.*

Écrans.

Après avoir étudié un grand nombre d'écrans
de matières très diverses, Ch. Benoît s'est arrêté
aux écrans de célophane (acétocellulose-cellulose
pure). Cette substance, suivant son épaisseur, laisse
passer de 25 à 75 °/₀ des rayons de moyennes ou

longues longueurs d'onde et éliminent de façon
absolue les rayons abiotiques. Si malgré l'interposition de célophane translucide, le sujet accuse
encore de la sensibilité, on aura recours à de la
célophane très légèrement teintée de bleu.

Les Allemands se servaient d'écrans de verre
teintés en bleu ou en violet : le meilleur dispositif paraît être aujourd'hui celui employé par
M. le Dʳ Charles Benoit.

Modérateurs Chimiques.

Le Dʳ Benoit a observé que certaines substances
chimiques ont la propriété de diminuer la susceptibilité à l'érythème, et aux accidents d'insolation.
Les plus actifs sous ce rapport paraissent être les
benzols et plus particulièrement la résorcine.

Il a établi cette règle : « Tout sujet par trop
sensible aux radiations ultra-violettes, devra
prendre une heure avant l'insolation et deux heures
après, chaque fois une dose de 15 centigrammes
de résorcine». Il a remarqué que jamais depuis, ces
malades n'avaient eu le moindre malaise : ces
substances paraîtraient diminuer dans de fortes
proportions la tendance à la céphalée et à l'ascen-
cion thermique remarquée au cours du traitement
de certains malades et plus particulièrement des
tuberculeux pulmonaires.

Dans ces derniers cas traités, on observe en
effet très fréquemment une élévation de température qui cède à l'administration de la résorcine.

TECHNIQUE

La source lumineuse adoptée reste la lampe à vapeur de mercure en quartz fondu. L'observation des malades traités avec les différents brûleurs à vapeur de mercure a démontré que les lampes d'une intensité de 110 volts, donnaient une proportion infime de rayons ultra-violets et n'avaient qu'une action médicale réduite. Les lampes à 440 volts sont par contre beaucoup trop dangereuses et provoquent rapidement des erythèmes violents ; ce qui a obligé le Dr Vignard à interposer une lame de verre entre son brûleur et la surface traitée.

Le véritable voltage des brûleurs à employer en radiothérapie ultra-violette paraît être de 220 volts (Ch. Benoît).

Appareils.

Les appareils connus aujourd'hui sont presque tous des appareils d'études et par conséquent ne sont pas définitifs ; sans parler des transformations purement mécaniques qu'ils subissent ou sont appelés à subir pour leur plus facile maniement et une commodité plus complète, on cherche à leur adapter de nouveaux projecteurs pour diminuer la déperdition lumineuse et partant augmenter leur puissance énergitique.

Un certain nombre d'appareils ont été exposés au dernier congrès de chirurgie.

En Allemagne, l'appareil employé par Finsen dans le traitement du lupus a été remplacé depuis

longtemps par la lampe de Kromayer. Cette lampe
médicale en quartz a environ la grosseur du poing :
elle consiste en un tube en forme d'Ω, en quartz
fondu entouré d'une enveloppe en quartz ayant
3 à 4 millimètres. Le corps de la lampe se trouve
placé dans une enveloppe métallique nickelée,
laquelle porte à sa partie antérieure une lentille de
quartz de 50 millimètres d'ouverture laissant pas-

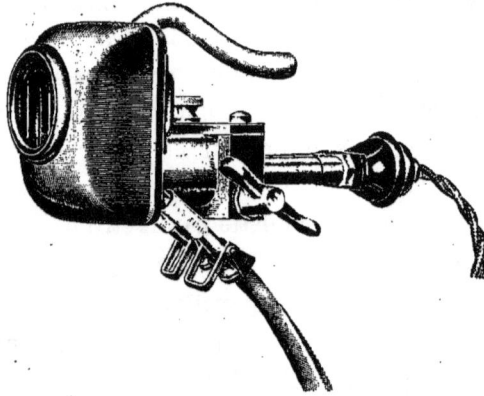

ser les rayons lumineux. L'eau de refroidissement
circule entre l'enveloppe métallique et le manchon
en quartz ; ce refroidissement permet d'utiliser la
source lumineuse extrêmement intense constituée
par la lampe, sans que l'on puisse constater d'échauf-
fement à l'extérieur. On ne peut utiliser cette
lampe sans sa circulation d'eau ; de plus, il faut à
cet appareil de nombreux dispositifs additionnels
pour permettre de l'utiliser efficacement : lentilles
supplémentaires, ajustages en quartz, baguettes de
quartz, dont il faut se servir suivant le cas à

traiter. C'est en somme un appareil compliqué, exigeant une surveillance minutieuse, des accessoires, des pièces de rechange, etc.

Jesionneck avait également construit un modèle de lampe plus simple, moins délicat.

En France, on fit de nombreux appareils.

Miramond de Laroquette faisait de la photothérapie avec de la lumière de lampes à filaments métalliques montées en batterie.

Le Dr Vignard de Lyon, dont on connaît les nombreux travaux sur la radiothérapie ultra-violette avait, en collaboration avec Nogier, pratiqué de nombreux essais ; après maints tatonnements dont il parle dans une petite brochure sur « l'héliothérapie ultra-violette » (1914) il a imaginé un dispositif à haut voltage et pratiqué une interposition d'une lame de verre entre le brûleur et le sujet à traiter, dans le but de filtrer les radiations pour ne donner passage qu'à celles utilisables.

On peut faire des appareils beaucoup plus simples et avec des sources qui n'offrent pas les dangers que redoute le Dr Vignard.

Une lampe médicale à ultra-violets fabriquée par la maison Westinghouse Cooper-Hewitt est plus simple ; encore est-elle susceptible de modifi-

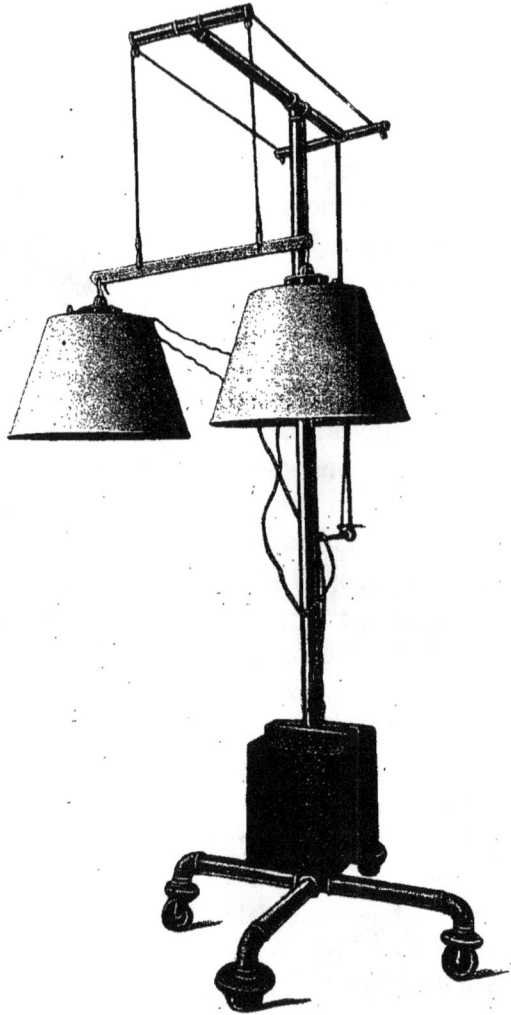

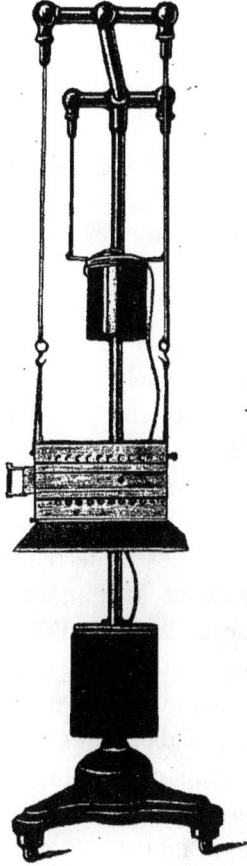

cations assez nombreuses pour devenir plus maniable.

Nous avons eu l'occasion de faire quelques essais avec deux appareils dont nous reproduisons la photographie. Ces appareils servaient au moment où l'application des associations lumineuses était encore réduite, et où on utilisait moins le bain général d'ultra-violet : nous les reproduisons...... pour mémoire.

Il existe également des appareils permettant l'insolation générale ; les uns sont destinés à permettre la réalisation de l'insolation sur des malades couchés : c'est le type à action horizontale; les autres permettant l'insolation de malades debout : c'est le type à action verticale. Ces derniers peuvent être installés dans des chambres où les malades subissent l'insolation sans rester immobiles.

Il existe encore des appareils à éclairage complémentaire. Ce sont des projecteurs paraboliques de 1000 à 2000 bougies à lumière blanche, ou des projecteurs concent.iques de 600 bougies (Benoît).

Enfin, nous avons pu également utiliser un appareil parabolique infra-rouge. Il repose sur deux principes : d'abord des filaments à composition spéciale donnant une lumière très riche en rayon infra-rouges, peu colorée, mais très chaude, et des ampoules à manchons opaques à tout rayon visible et ne laissant passer que les radiations infra-rouges, à partir de $0 \mu, 8$. Ces différents appareils viennent d'être créés sur les indications du Dr Charles Benoît et désignés sous le nom générique « Héliosana ».

APPLICATIONS DU BAIN DE LUMIÈRE

Dans les applications locales du bain de lumière, il est bon de procéder minutieusement à quelques soins nécessaires qui précéderont l'application des radiations lumineuses. Il faut préparer le champ opératoire : il faut nettoyer soigneusement la plaie. On enlève d'abord toutes les croûtes, les débris de pansements, les corps étrangers, les empreintes se trouvant à la surface : tout cela constitue des zones plus difficilement franchissables pour les rayons lumineux et atténuent leur action sur les portions de la plaie qui sont recouvertes.

Dans les bains généraux, le malade sera couché ou debout. La technique employée par le Dr Charles Benoît, est la suivante.

Le malade étant couché, on peut se servir d'un appareil à projection verticale. On se sert de deux lampes de 2000 bougies chacune, et de deux lampes demi-watts de 400 bougies chacune. Le premier jour du traitement, on place l'appareil à la distance de 1 mètre avec un écran bleuté pour mesurer la susceptibilité du sujet en lui donnant le minimum de radiations : on procède à une insolation de 10 minutes, matin et soir. Le dernier jour, on remplace l'écran bleuté par un écran blanc, la source lumineuse étant maintenue à la même distance, et on baigne le malade pendant 10 mi-

nutes. Le troisième et le quatrième jour, la lampe
est abaissée à 80 centimètres du sujet, toujours
avec écran blanc. Le cinquième et le sixième jour,
on supprime tout écran, mais on écarte la lampe
à 1 m. 20 ; à partir du sixième jour, on diminue
la distance de la source lumineuse de cinq centimètres par jour ; à partir du dixième jour, on
augmente la durée de l'insolation de 5 minutes
tous les trois jours. Au quinzième jour, la distance
définitive de la lampe est de 75 centimètres, sans
écran, et on baigne le malade pendant 20 minutes
matin et soir.

La durée de l'insolation ne doit jamais dépasser
30 minutes. A partir du moment où l'écran est
enlevé, on projette en plus du faisceau ultra-violet,
un faisceau de lumière blanche, avec un projecteur à lampes demi-watt, de 1.000, puis 2.000 bougies ; de plus une projection d'infra-rouge sera
limitée au point malade.

Si le malade le peut, on le fait tourner sur toutes
les faces, dorsale, abdominale et latérales.

Le bain debout peut se faire de la manière suivante : le malade se place devant le projecteur
horizontal contenant une lampe de 2.000 bougies
de rayons ultra-violets et quatre lampes à filaments de carbone de 50 bougies chacune. Derrière
lui, on projette avec le projecteur à lampes demi-
watts, un faisceau lumineux de 1.000 bougies. Le
malade est placé à égale distance des deux sources
lumineuses, à 1 m. 50 environ pour chacune des
sources ; il se tourne successivement toutes les

minutes, de façon à présenter alternativement l'un ou l'autre côté aux sources lumineuses. Il pourra également, le premier jour surtout, aller et venir devant les sources lumineuses, de façon à s'en approcher et à s'en éloigner successivement. Le Dr Charles Benoît a remarqué que l'alternance, avec un battement de 1 minute à 2 minutes, des illuminations tantôt de lumière blanche et tantôt de lumière ultra-violette, avait un effet supérieur au point de vue efficacité, à l'immobilité du malade étendu sur un plan horizontal et exposé pendant une série de minutes à la même lumière ou aux deux lumières conjuguées.

Le bain de lumière local peut être donné par la lampe demi-watt, concentrique, projetant sur une surface limitée d'un diamètre de 25 à 30 centimètres, les rayons d'une lampe de 600 bougies.

La projection locale des rayons infra-rouges, peut être faite avec l'appareil parabolique dont nous avons précédemment parlé.

Le bain local peut être également appliqué soit avec l'appareil sphérique utilisé pour l'éclairage intensif, dans un cas de plaie atone destinée à être fortement excitée ou d'une plaie infectée dont il faut détruire d'une façon vigoureuse la pullulation microbienne ; soit avec la lampe Kromayer, placée à 10 centimètres de la plaie dont on aura, avec des linges humides, très strictement limité les bords, de façon à isoler complètement les téguments voisins. La lampe Kromayer, dont nous avons donné la description, est en effet, un véritable

caustique : elle est destiné à la destruction des
tissus : elle est en quelque sorte analogue au
thermocautère et provoque les mêmes effets.

Le pansement qui suivra l'insolation d'une
plaie doit être avant tout aseptique. Les antiseptiques paraissent augmenter l'action irritante
des rayons ultra-violets. Leur action dans ce cas-là
serait nuisible. Néanmoins on peut dans certains
cas, au moment même de l'insolation, placer certaines substances antiseptiques à la surface des
plaies, pour activer l'action des rayons. Les
substances les plus actives sous ce rapport,
paraissent être : le lactate de strontium, l'eau oxygénée et la teinture d'iode (Benoit). Les rayons
ultra-violets décomposent rapidement ces substances et provoquent avec la lactate de strontium,
une vitalité plus intense des bourgeons ; avec l'eau
oxygénée et la teinture d'iode, une véritable destruction de ces bourgeons. Une solution iodo-
iodurée versée sur une plaie, au moment de l'action
des ultra-violets est décomposée par ces rayons et
donne de l'iode à l'état naissant qui se dépose au
niveau des bourgeons, activant ainsi leur destruction et la désinfection des anfractuosités de la
plaie.

Un chapitre très intéressant du traitement des
plaies, est le traitement de celles-ci sous *pansement permanent*. Il s'applique tout particulièrement
aux plaies sur lesquelles on a déposé des greffes.
Ce pansement consiste en applications sur la surface d'une plaie, bien nettoyée préalablement et

dont la suppuration aura été atténuée par le traitement des ultra-violets ordinaires et où il n'y aura
presque plus de bactéries (pas plus de 1 à 5 par
champ microscopique) d'une feuille très mince de
célophane. Cette feuille a la propriété de laisser
passer les rayons ultra-violets en grande majorité;
ce pansement à la feuille mince de célophane
(Benoît) adhère d'une façon continue à la surface
de la plaie qui est ainsi mise à l'abri de l'air. —
Ceci à une importance capitale pour le traitement
des brûlures. Celles-ci, complètement isolées de
l'air, deviennent très rapidement insensibles, et
l'on sait quels soulagements en éprouvent les
brûlés! La plaie peut ainsi être stérilisée et pansée
tous les jours à travers cette feuille de célophane,
sans qu'il soit nécessaire de l'enlever. Ceci permet
à l'épithélium naissant de prendre une consistance
suffisante et une solidité assez considérable pour qu'il
reste à la surface de la plaie et ne soit pas arraché
par l'enlèvement de la feuille de célophane que
l'on pratique au bout de cinq à six jours. On a
ainsi l'avantage d'un pansement rare, tout en étant
un pansement aseptisé tous les jours par un bain
de rayons ultra-violets. Dans le cas où il s'accu-
mulerait, entre la plaie et la feuille de célophane
une trop grande quantité de sérosité, on peut
évacuer celle-ci en soulevant légèrement de place
en place la feuille, pour la faire écouler au dehors.

Des brûlés traités précédemment à l'ambrine
dont ils chantaient les louanges, parce qu'au début
elle les empêchait de souffrir en isolant leurs

plaies de l'air, mais ne les mettait pas à l'abri d'une infection souvent désolante, virent leurs plaies devenir indolores et aussi sans suppuration; ils arrivaient à une cicatrisation très rapide, grâce à ce pansement occlusif et lumino-aseptique de la célophane alliée à l'ultra-violet. Ce pansement peut être tout aussi utile lorsqu'on pratique la greffe, celle-ci n'étant en effet tentée que lorsqu'un examen bactériologique démontre une disparition presque complète des bactéries. Une suppuration très atténuée permet de laisser en place le greffon pendant 8 et 10 jours, sans enlever la feuille de célophane. Une insolation très légère, prolongée et même biquotidienne facilite de façon remarquable la reprise des greffes, dont souvent plus de 80 °/₀ sont positives.

Voilà quelle paraît être la technique à laquelle on tend de plus en plus dans l'application des rayons ultra-violets, qu'il s'agisse d'une affection-chirurgicale ou médicale, susceptible de trouver dans ce mode de traitement, une amélioration où une plus rapide guérison.

Les appareils actuels ne sont, encore une fois, que des appareils d'étude et par conséquent, loin d'être définitifs; l'application des « associations lumineuses » est appelée à susciter de nouveaux dispositifs, peut-être de nouvelles techniques.

ACCIDENTS, NÉCESSITÉ DE SURVEILLANCE

L'abus des rayons ultra-violets ou leur emploi qui ne serait pas rigoureusement surveillé, peut déterminer des lésions graves de l'œil et des brûlures des tissus superficiels, caractérisées par un érythème exagéré, la formation d'un œdème douloureux, l'apparition de phlyctènes est quelquefois une véritable pyodermite rebelle et tenace.

Nous avons dit de quels soins il fallait s'entourer pour éviter les accidents sur l'œil : tout malade soumis au traitement devra être porteur de lunettes de verre, lunettes d'automobiliste par exemple, qui s'adapteront aussi parfaitement que possible au niveau de l'œil, sans risquer de laisser filtrer aucune radiation lumineuse. Nous avons dit que les accidents de conjonctivite étaient fréquents et douloureux, ils n'apparaissent pas quand l'œil est bien mis à l'abri. Il va sans dire que le médecin qui administre le traitement est soumis lui aussi à cette nécessité, s'il veut éviter les complications que nous signalons.

La peau, exposée trop longtemps ou trop près de la source lumineuse, est sujette à des brûlures fréquentes; nous nous permettons de rapporter ici l'expérience personnelle que nous en avons faite. Après une blessure de guerre, nous avions tenté de soumettre à l'action des radiations lumineuses, une très petite fistulette de la face interne du tibia droit, siégeant au tiers moyen de l'os, reste d'une large cavité osseuse, à la suite d'une trépanation pour extraction d'un assez volumineux projectile de grenade inclus. — Effet de réaction individuelle trop intense, ou, nous l'avouons, d'une administration défectueuse des bains lumineux, nous avons été victime d'une véritable pyodermite, pour laquelle, force nous a été d'abandonner le traitement pendant quelque temps; lésion cutanée douloureuse, tenace, ayant envahi tout le tiers moyen de la jambe, s'étendant sur les deux faces externe et interne, c'est-à-dire sur toute la partie insolée. Cette radiodermite a cessé par l'emploi de la pommade suivante :

Vaseline $\Big\}$ à à 30 grammes.
Lanoline
Adrénaline à 1/1000, 25 gouttes.
Ichtyol, 1 gramme.
Huile de Cade, 5 gouttes.

Il n'en a pas été ainsi sur d'autres sujets traités.

Une femme, dont nous rapportons l'observation, a vu apparaître sur la face interne de la cuisse, soumise à l'action des ultra-violets, de nombreuses petites phlyctènes. Ces lésions de la peau, douloureuses, apparues après la première expérience de traitement, appliqué pourtant avec écran et source lumineuse éloignée, ont cessé très rapidement après les 3e, 4e et 5e applications, sans que nous ayons eu besoin d'interrompre ces séances d'insolation.

Nous rapportons ici une série d'observations, toutes très récentes, que nous devons à l'obligeance de M. le Dr Charles Benoît. Quelques-unes semblent montrer que la crise par les rayons ultra-violets seuls, mais surtout associés à d'autres radiations lumineuses, peut être un adjuvant à la guérison de certaines lésions, et paraît donner des résultats fort intéressants capables de laisser espérer de nouveaux progrès.

Nous ajoutons à cette série d'observations, quelques-unes personnelles, recueillies au cours de nos essais dans le service de M. le Professeur Quénu.

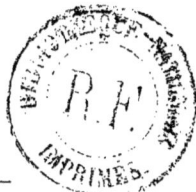

OBSERVATIONS

Plaies multiples ulcérées (réunies en deux zones) à la face interne du pied :

L..... — 18 avril 1918. — Hôpital Auxiliaire 36 (D^r Ch. Benoît).

Dans le courant de décembre 1917, le malade est incommodé par de petits boutons qu'il soigne au moyen d'une pommade donnée par un pharmacien. Il continue son travail à l'usine jusqu'au commencement de février. — Hospitalisé à Saint-Louis où il reste 15 jours, et d'où il sort cicatrisé, dit-il. Il revient à l'usine et au bout de peu de temps, ses plaies se rouvrent. — Il est envoyé au Grand-Palais du 1er au 9 avril 1918, puis passe à l'hôpital 57 du 9 au 18 avril, et entre à cette date à l'hôpital 36. — A ce moment, il présente des plaies multiples de 1 centimètre de diamètre, reposant sur un fond induré et infiltré (staphylococcie probable). — Une zone ulcérée au niveau de la malléole interne et en arrière de 10 centimètres de large sur 12 de long ; une autre zone en avant de la malléolle interne de 5 centimètres de large sur 6 centimètres environ.

Soumis au traitement U. V. depuis son entrée jusqu'au 31 mai ; bain local de la plaie. Progression du poids : à l'entrée 60 kilos ; — au 31 mai : 60 kilos, 800. — Evacué guéri, cicatrisé le 31 mai.

7

Brûlure par gaz (hypérite) aggravée par la
marche. Hôp. Aux. 36 (D^r Ch. Benoît).

Cabrol, 16 avril 1918.

Blessé le 18 mars 1918. — H. O. E. n° 13,
pansements.

Le 16 avril 1918, Hôpital 36.

Plaie de 4 centimètres sur 8 à la face interne
de la cuisse gauche. La plaie est d'un aspect noi-
râtre, pas d'œdème ni de température.

Douleurs assez vives. — Traitement par bain
ultra-violet appliqué.

Le 18. Dès le 2e jour du traitement les douleurs
ont cessé.

Le 20, quatre jours après le début du traitement, grande amélioration dans l'état de la plaie. —
La suppuration a considérablement diminué.

La cicatrisation se produit rapidement : elle est
complète le 14 mai. Le 16 : ultra-violet sans
cellulose, pansement à la poudre d'ectogan. —

Eczéma généralisé. — Hôpital Auxiliaire 36
(D^r Ch. Benoît) : 13 avril 1918.

Le 13 avril le malade rentre à l'hôpital 36
pour une violente poussée d'eczéma sur tout le
corps. Le bras gauche est entièrement couvert de
véritables écailles. Sur toutes les autres régions,
l'éruption est au début. On expose le malade dans
des bains complets d'ultra-violet.

Le traitement a dû être interrompu à plusieurs
reprises, le malade souffrant du foie. — Le 15 mai,
la guérison de l'eczéma est absolument complète.

Le 31 mai, le malade est évacué guéri sur l'Hôpital 35.

Furoncle antracoïde de l'avant-bras droit. Hôp. Aux. 36 (D^r Ch. Benoît) : 25 février 1918.

Le malade présente un volumineux furoncle antracoîde qui s'est ouvert spontanément. — On pratique une incision cruciale au thermocautère pour faire le traitement ultra-violet.

Recherche du sucre = douteux? Traces de sucre.

Suppuration abolie dès le 6° jour; cicatrisation très rapide.

Traitement commencé le 25 février 1918 : poids 65 kilos.

Le 6 mars, poids = 67 kilos.

Le 14 mars, poids = 68 kil. 200.

Le 22 mars, poids = 68 kil. 200.

Double adénite inguinale.

G..... caporal de sapeurs-pompiers, 33 ans. Hôp. Aux. 36 (D^r Ch. Benoît).

Antécédents : père mort vers 28 ans. — Mère 51 ans bien portante, frères et sœurs bien portants.

Début de la maladie : 18 octobre 1918. — Rentre à l'infirmerie du régiment de sapeurs-pompiers. — Traitement ioduré. Localement, pommade mercurielle.

Le 2 novembre, l'adénite gauche est de la grosseur d'un œuf de poule.

Le 9 novembre, ponction de l'adénite gauche, puis incision; mèche à l'éther iodoformée. — Le

16 novembre, le malade fait un accès de fièvre et est évacué sur le Val-de-Grâce. — Suralimentation; en observation pour bacillose pulmonaire.

Le 30 novembre, traitement par les Rayons ultra-violets.

Le 8 février 1919, le malade rentre à l'hôpital auxiliaire 36. — *Traitement U. V.*

Le 13 février, on constate, à l'auscultation, une expiration un peu prolongée au niveau de la clavicule gauche.

La peau qui recouvre le gonflement de l'adénite inguinale gauche était complètement tendue; elle commence à se plisser.

Le 6 mars, on pratique une ponction de l'adénite inguinale gauche.

Le 12 mars, nouvelle ponction (aspirateur de Potain). — On retire 150 grammes de liquide purulent.

Le traitement U. V. qui a été administré sous forme de bain général, est continué avec addition de rayons infra-rouges : 10 minutes à droite, 20 minutes à gauche. Le poids du malade était au début du traitement de 64 kil. 200.

Le 12 mars, ponction nouvelle de l'adénite gauche par aspirateur de Potain; on recueille 75 grammes de liquide.

Le 24 mars, ponction nouvelle sans résultat.

Le malade n'a pas paru réagir à l'action ultra-violette seule ou associée aux rayons infra-rouges.

Adénite cervicale.

D..... Myrtil. — 16 novembre 1918. Hôp. Aux. 36 (D^r Ch. Benoît).

A partir du 17 juin, le malade est hospitalisé dans plusieurs formations sanitaires avant d'arriver à l'hôpital Rollin le 28 octobre. Il entre le 15 novembre à l'hôpital 36. — Adénite cervicale à la base du triangle stérno-cléido-mastoïdien gauche. Gonflement considérable de la base du cou dans la région sus-claviculaire. — Une ouverture à drainage filiforme a été pratiquée antérieurement à son arrivée à l'hôpital 36. — Orifice supérieur à la base du triangle ; orifice inférieur près de l'articulation sterno-claviculaire. Le malade est porteur d'un séton aux crins de Florence de l'un à l'autre orifice. — Impossibilité des mouvements de latéralité : difficulté de déglutition. — Amaigrissement d'environ 15 kilos ; état général mauvais ; fièvre.

Traitement à l'ultra-violet dès l'entrée du malade.

La difficulté très grande de la déglutition des aliments diminue dès le 6e jour du traitement ; celle même des aliments solides devient facile.

Diminution rapide du gonflement présternal et sous-claviculaire. Ablation du séton le 28 novembre. — Cautérisation d'un bourgeon à l'orifice inférieur du trajet le 12 décembre.

Le 15 décembre, amélioration notable ; mouvements du cou faciles ; déglutition normale : presque plus de tuméfaction sternale ni-claviculaire, amélioration considérable de l'état général.

Le poids du malade au début du traitement était de 58 kg. 800. Au 13 mars, il était de 64 kg. 600.

Adénite cervicale bacillaire. Ostéite du sacrum, Sciatique.

W.... René, mobilisé d'usine, 40 ans, hôpital auxiliaire 36 (D^r Ch. Benoît).

Antécédents : père mort à 38 ans de congestion pulmonaire ; mère morte à 30 ans, environ, cause inconnue du malade, qui avait, à ce moment-là, 10 ans.

En mai 1915, adénite cervicale droite incisée à l'hopital Saint-Louis.

En mai 1916, 2ᵉ adénite cervicale droite, également incisée à l'hôpital Saint-Louis. Le 9 novembre 1916, bronchite soignée à domicile, après laquelle le malade reste en mauvais état de santé. Le 26 octobre 1918, le malade est hospitalisé à l'hôpital auxiliaire 262, pour arthralgie sacro-iliaque et sciatique. Le 25 novembre 1918, il entre à l'hôpital auxiliaire n° 36.

Ostéite du bord interne gauche du sacrum, occupant toute la longueur de ce bord interne, l'articulation sacro-coccygienne et l'articulation sacro-iliaque. Compression du nerf sciatique. Athrophie musculaire de la cuisse gauche et de la jambe gauche (2 centimètres). Adénite bacillaire de la région cervicale droite. Amaigrissement ; mauvais état général.

Auscultation : sommet droit ; respiration soufflante en avant ; sommet gauche, respiration souf-

flante en avant et râles sous-crépitants en arrière ;
un peu de gargouillements. Analyse bactériologique
des crachats : positive. Traitement local et général d'U. V. depuis son entrée à l'hôpital 36.

Le 5 décembre : sommet gauche en arrière ;
disparition des râles humides, respiration soufflante
à timbre aigu. Sommet droit identique à l'état
constaté le 25 novembre. Contour des cuisses : à
droite, 0 m. 40, à gauche, 0 m. 38 ; au mollet
0 m. 28 à droite, 0 m. 26 à gauche.

Le 24 décembre : cavernes du sommet gauche
sans râles, ni gargouillements. Infiltration du
sommet droit avec râles sous-crépitants très discrets.

Le 26 décembre : légère hémoptysie ; interrup-
tion des R. U. V. quelques jours.

Le 15 janvier 1919 : poumon droit : en arrière,
respiration soufflante dans les 2/3 supérieurs, sans
aucun râle ; poumon gauche : en arrière, souffle
caverneux au sommet : respiration soufflante dans
le reste du poumon. Quelques très fines crépitations
à la base. En avant, des deux côtés, inspiration
rude, expiration prolongée. Assez nombreux râles
sous-crépitants, plutôt un peu secs.

Le 29 janvier 1919 : diminution des râles mu-
queux.

Le 4 mars 1919 ; examen bactériologique des
crachats : négatif.

Le 21 mars 1919 : examen bactériologique des
crachats : négatif.

Névralgie sciatique disparue. Le malade qui ne
pouvait tousser sans ressentir de douleur aiguë, ne

ressent plus rien. Diminution notable de l'arthrite sacro-iliaque. Le malade peut marcher très facilement alors qu'en arrivant à l'hôpital, le moindre mouvement provoquait une douleur aiguë.

On a associé dans ce cas, le traitement ultra-violet et infra-rouge, avec des insolations variant de 20 minutes à 45 par jour.

Adénites cervicales multiples occupant toute la partie droite du cou. — Adénite considérable dans le creux axillaire droit. — Trace d'adénite cervicale gauche guérie.

F..., 117e. R. A. L. 30 ans hôpital auxiliaire 36 (Dr Ch. Benoît).

Antécédents : père et mère bien portants : 58 et 51 ans.

Le 25 décembre 1915, évacué du front sur Béziers pour adénites cervicales multiples droites. Piqûres de cocadylate.

Le 12 février 1916, évacué sur l'hôpital 29 à Saint-Affrique : cure de repos.

Le 29 mai 1916, évacué sur l'hôpital maritime de Cette. Convalescence de un mois. — 5 novembre : dépôt 11e infanterie ; 8 janvier évacué à Montauban, hôpital 3 ; le 4 février, hôpital de Sceaux ; le 24 février, hôpital auxiliaire 36, Paris.

Traitement de bains ultra-violets commencé le 25 février 1919.

R. U. V. : bain général ; R. J. R. tous les jours matin et soir sur chaque adénite.

Le 31 mars 1919, sort guéri de l'hôpital pour se rendre en convalescence dans sa famille.

Fracture du tibia et du péroné 1/3 supérieur, jambe gauche. Fistule osseuse. Hôpital auxiliaire 36 (D^r Ch. Benoît).

F..., Blessé le 9 mai 1917 : fracture des 2 os jambe gauche, 8 blessures. Débridement et extraction de projectiles le 10 et 19 mai.

8 juin : hôpital Necker. Le 14 février 1918 hôpital 36. Toutes les plaies sont cicatrisées à l'exception de celle de la jambe gauche.

Traitement ultra-violet général et local.

Le 27 février 1918 : érysipèle jambe gauche. Guéri le 7 mars.

Poids au début du traitement : 72 kg. 500.

Poids à la fin du traitement : 74 kg. 700.

Arrachement du bras droit et avant-bras gauche. Fracture du sacrum, avec plaie profonde et suppuration abondante.

D..., sergent, 11e tirailleurs algériens. 26 ans. Hôpital auxiliaire 36 (D^r Ch. Benoît).

Blessé le 19 juillet et soigné à l'ambulance de Haucourt jusqu'au 28 juillet. 30 juillet : hôpital auxiliaire 35. Octobre 1918, rectification des moignons ; à la suite de l'intervention, eczéma du bras gauche et du dos.

Le 14 janvier 1919, le blessé vient suivre à l'hôpital auxiliaire 36, le traitement par U. V. et infra-rouges, 3 fois par semaine.

L'eczéma du bras est guéri après la 6e exposition et l'eczéma du dos après la 10e.

Le 24 février, la plaie du sacrum est presque fermée ; il ne reste plus qu'un léger suintement.

Le 10 mars, la plaie du sacrum est fermée ; le malade part à Lyon pour appareillage.

Fracture esquilleuse de 1/3 inférieur de la cuisse droite. Consolidation incomplète. Hôpital auxil. 36 (D^r Ch. Benoît).

L... Blessé le 7 mai 1917. Opéré à l'ambulance de Courlandon ; débridement de l'orifice d'entrée du projectile ; ablation d'esquilles libres ; projectile non extrait.

Val-de-Grâce le 20 mai : ablation de 2 grosses esquilles ; Carrel.

Le 15 mai, ablation de quatre grosses esquilles : bouillie osseuse et 1 projectile ; il ne semble plus exister d'esquilles mobiles.

Août 1917 : la fracture se consolide. Le 12 octobre, la cuisse se fracture à nouveau au cours d'essais de mobilisation. Appareil plâtré. A la sortie, ankylose du genou ; 4 cent. 1/2 de raccourcissement.

Le 3 février 1918, nouvelle fracture à la suite d'un faux pas. Immobilisation. Extension.

Le 15 février 1918 : hôpital auxiliaire 36. Traitement ultra-violet.

Le 8 mars : radiographie ; cal périosté.

Le 26 mars : amélioration du cal.

Le 11 avril : bain sur chaise-longue ; enlèvement de l'appareil.

Le 8 mai, le malade est évacué sur sa région. Il part notablement consolidé. L'examen radiographique indique une consistance osseuse très améliorée; le cal est beaucoup plus compact et plus gros.

Double fracture compliquée de l'humérus droit.
Hôpital auxiliaire 36 (D' Ch. Benoît).

Ch... Blessé le 21 mai 1917 : double fracture compliquée du bras par balle. Envoyé le 26 juin à l'hôpital 36. Carrel. Aucun mouvement des doigts.

Du 15 août au 1er octobre, appareil à extension portatif. Traitement à l'U.V.

Le 26 février : un peu de suppuration persiste; le bras peut être levé à angle droit, Sensation de brûlure dans la plaie.

Le 6 mars, la radiographie montre une consolidation en bonne voie.

Le 9 mars : évacuation spontanée d'une esquille.

Le 25 mars : idem.

Le 12 juin : le malade est évacué sur sa région, parfaitement consolidé. Augmentation de poids de 1 kg. 500 pendant le traitement.

Ostéite de l'extrémité inférieure du tibia droit.
Hôpital auxiliaire 36 (D' Ch. Benoît).

D... aspirant. Blessé le 22 août 1916, fracture ouverte et compliquée de l'extrémité inférieure de la jambe droite.

Du 22 août 1916 au 25 janvier 1917 : ambulance Elisabeth à Calais.

Du 25 janvier 1917 au 20 mars 1918 : ambulance du roi Albert à Paris, Trois esquillectomies pratiquées.

Hôpital 36, le 20 mars 1918. Double trajet fistuleux ; 5 petites plaies fistulisées intéressant l'articulation tibio-tarsienne droite. Etat général défectueux. Perte de substance osseuse. Pied en équinisme. Atrophie considérable de toute la jambe. On commence le traitement ultra-violet le 21 mars 1918.

On y ajoute le bain local d'infra-rouge.

R. U. V. jusqu'en septembre 1918. Infra-rouges depuis le 15 novembre jusqu'au 31 mars 1919.

Suppression des mèches et pansements à plat depuis janvier 1919. A cette date, une seule fistule ne suppurant presque plus.

Le poids du malade qui était de 56 kg. 400 au début du traitement est de 60 kilogs. Les radiographies successives démontrent que le tibia repousse sensiblement. Dans les analyses microbiennes, on ne trouve plus de streptocoque ; quelques rares staphylocoques. — Le malade est évacué.

Ostéite consécutive à une fracture du tibia gauche par éclat d'obus. Hôpital auxiliaire 36 (Dr Ch. Benoît).

P... Blessé le 14 octobre 1916 : fracture du tibia gauche par E. O. inclus.

Le 7 mars 1917, à Cosne : résection d'un trajet d'ostéite fistuleuse avec évidement d'une cavité à la face interne du tibia. Extraction de deux petits éclats d'obus.

Le 5 septembre, la plaie continue à suppurer.

Rentré à l'hôpital 36 le 25 février. Très volumineux cal tibial avec ostéite ; œdème, gonflement très douloureux, infiltration s'étendant à une périphérie de 15 centimètres dans tous les sens.

Traitement par les ultra-violets. Diminution rapide de l'œdème et de l'infiltration des tissus voisins. Au bout de 12 jours, douleur presque disparue. Au départ, à part un cal volumineux, plus de trace d'ostéite ni d'inflammation des tissus (le 29 mars).

Amputation jambe gauche au 1/3 supérieur. Petite plaie atone et ulcéré du moignon.

M... Hôpital auxiliaire 36, lit n° 31 (Docteur Ch. Benoît).

Blessé le 20 septembre 1916 : fracture compliquée jambe gauche ; plaies au pied droit ; plaies du membre supérieur droit.

Le 21 septembre : Amputation de la jambe fracassée au 1/3 moyen.

Le 13 mars suivant : Rectification du moignon.

Le 6 juillet, toujours suppuration légère persistante du moignon.

Le 28 février suivant : Hôpital 36. — Le moignon présente une petite plaie ; les tissus environnants sont très indurés et malades : la partie centrale est adhérente à l'os.

Traitement ultra-violet du 28 février au 17 avril.

La plaie, à la fin du traitement est guérie. — La cicatrice est souple, n'a plus d'adhérence avec la partie profonde ; le moignon est souple, non infiltré, de couleur blanche normale au lieu de la couleur rouge violacée présentée à l'entrée. Le malade se sent bien mieux et marche facilement dans son appareil.

Péritonite bacillaire.

S..., Léon-Henri, 64ᵉ régiment d'artillerie D. C. A., hôpital auxiliaire 36 (Dʳ Ch. Benoît).

Entré le 30 novembre 1918, hôpital auxil. 36.

En février 1917, le malade se plaint de ballonnements abdominaux après un refroidissement aux tranchées. Évacué sur ambulance de Blérancourt, avril-mai-juin hôpital 16 à Compiègne (pansements chauds laudanisés). Juillet : hôpital 8 à Brest (glace). En août : convalescence de 15 jours. Dépôt du 10ᵉ cuirassiers de Lyon : 1ᵉʳ octobre : Hôtel-Dieu de Lyon.

Décembre 1917 et janvier 1918 : 2 mois de convalescence.

Février 1918 : Hôpital Saint-Antoine à Paris (lavages d'estomac).

Avril : le malade passe devant un conseil de réforme. Il est versé dans les D. C. A en mai.

Septembre : évacué hôpital Saint-Nicolas à Issy-les-Moulineaux.

Rejoint son corps en octobre. Deux jours après, hôpital Rollin. Le 15 novembre, Val-de-Grâce : 30 novembre : hôpital 36. Le 1ᵉʳ décembre 1918 : début du traitement ultra-violet et association d'infra-rouges : U. V. quotidien d'une demi-heure le matin et une demi-heure l'après-midi.

Le 5 décembre : Bas-ventre douloureux. Ventre très ballonné (89 cent.) Pas de température.

Le 10 décembre : contour abdominal n'est plus que de 85 centimètres. Douleurs ont disparu.

Le 15 janvier 1919 : contour abdominal : 78 centimètres.

Départ de l'hôpital auxiliaire 36.

29 mars 1919 : contour abdominal 76 centimètres.

Revu le 15 octobre 1919 : Guéri : (Cochin, service du Dr Pissavy).

Arthrite de l'épaule gauche.

B..., hôpital auxil. 36 : n° 96. (D^r Ch. Benoît).

Hôpital 36, 4 mars 1918 : douleurs violentes de l'épaule gauche. Le bras ne peut être levé plus haut que l'angle droit. Difficulté des mouvements du cou. Traitement au bain de lumière.

Diminution très rapide des douleurs : Au départ de l'hôpital, mobilisation complète de l'articulation sans la moindre douleur, ni craquements (29 mars).

Fistule à l'anus. — Bacillose pulmonaire. — Hôpital auxiliaire n° 36 (D^r Ch. Benoît).

G..., T. M. 608.

Père mort bacillaire ; mère hydropique. 3 frères vivants ; 4 morts en bas âge. Veuf, femme morte bacillaire : 2 enfants assez bien portants. Bronchite à 20 ans. 3 ans de service militaire dans l'artillerie sans maladie. Bronchite à 30 ans. Mobilisé le 2 août 1914. Au front jusqu'en avril 1915, à cette date, hémoptysie et bronchite : 1 mois d'hôpital. Rejoint son corps. Évacué 1 ans après pour contusion : fistule anale. 1 mois d'hôpital. Rejoint son corps; hémoptysie après deux mois. Hospitalisé un mois et renvoyé au dépôt, versé dans le service automobile en août 1917; fait son service jusqu'en août 1918. Évacué Val-de-Grâce pour hémoptysie d'où il est dirigé sur Champrosay. Examen des crachats : positif (B. de Koch). Radioscopie : 2 sommets obscurs; diophragme soudé à droite. Le 20 décembre, Hôpital auxilliaire 36, traitement ultra-violet; bains généraux; fin février 1919: le malade repart pour le sanatorium de Champrosay : l'examen des crachats est négatif. L'orifice interne de la fistule anale est entièrement fermé.

Sciatique.

I..., Hôpital auxiliaire n° 36 (Dr Ch. Benoît). 11 novembre 1918, malade; essence de térébentine, chlorure d'éthyle; antipyrine.

Le 24 décembre entre à l'Hôpital auxiliaire 11, au cours d'une permission de 20 jours, à Maisons-Laffitte. Vésicatoire; salicylate de soude. Le 11 janvier, entre à l'Hôpital auxiliaire 36, en sort guéri le 23 janvier après traitement R. T. R. et U. V. général et associés.

Œdème main droite ; troubles trophiques par lésions nerveuses. Hôpital auxiliaire 36. (Dr Ch. Benoît).

B..., blessé le 4 septembre 1916 par E. O. à la face dorsale main droite. Hôpital Saint-Joseph au Havre; les doigts sont en demi-flexion.

Le 10 octobre, convalescence de 7 jours; la plaie est presque fermée.

Le 27 octobre, hospitalisé à Parthenay : extraction d'un E. O., cicatrisation ; l'œdème de la main va toujours en augmentant, mais les doigts s'étendent plus facilement. Envoyé le 9 novembre au Val-de-Grâce : massages, mobilisation, pas d'amélioration. Le 7 juin 1916, on libère l'artère humérale sur une longueur de 7 centimètres. Œdème diminue. Traitement U. V. local et général, aucun résultat : revient dans le service du Dᵣ Sancert pour intervention.

Rhumatisme polyarticulaire. — Hôpital auxiliaire 36 (Dᵣ Ch. Benoît).

D..., blessé le 27 avril 1915 ; plaie de la région interne du pied droit par E. O. petite plaie.

Extraction du projectile à Montpellier ; juin 1915, ostéite du tarse : héliothérapie. En septembre : persistance d'une fistule entre la malléole externe et l'extrémité du 5ᵉ métatarsien. Octobre : curettage du foyer d'ostéite. Les jours suivants, inflammation des synoviales du jambier postérieur et des péroniers. Drainage. Février 1916 : persistance de la plaie au niveau de l'ancienne fistule. Hôpital 102 à Paris : grattage et greffe. Grand-Palais, Saint-Maurice, Juvisy jusqu'en septembre 1917. Le 22 mars 1918, consultation du Dᵣ Broca au sujet du pied équin : conseil d'essayer d'abord une tension élastique pour voir dans quelle mesure résistera le tendon d'Achille, avant d'en faire la section. Le 15 avril 1918, grippe, courbature, fièvre. Le 20, douleurs localisées au niveau des articulations : en trois jours, presque toutes sont

8.

atteintes. Rien au cœur. Hôpital auxiliaire 36.
Traitement : antipyrine, enveloppements, régime
lacté : au bout de 12 jours, les douleurs diminuent
un peu, mais il y a encore des crises très pénibles.
Le malade ne peut dormir : il n'a pas beaucoup
d'appétit. Le 4 mai, encore de fortes douleurs,
mais pas de température, absence de sommeil.
Traitement au bain général d'U. V. Le 6 mai : le
malade ressent un soulagement pendant 2 heures
après chaque exposition.

Le 8 mai : sommeil excellent pendant trois
heures pour la première fois. Le 11 mai : les
mouvements sont beaucoup plus libres. Le malade
peut se remuer dans son lit et commence à manger
tout seul.

Le 25, il ne reste qu'un peu de sensibilité de
l'épaule gauche. Le 1er juin, le malade est complètement guéri.

Gelure des deux pieds.

R..., soldat au 74e Infanterie. Hôpital 2, Brest,
(Dr Benoît).

Pieds gelés en janvier 1916. Gelure complète
de l'extrémité du pied gauche jusqu'à la région
tarsienne : gelure du gros orteil à droite.

Traité d'abord à l'Hôpital de la Marine par
pansements humides et eau alcoolisée. Après
15 jours, entre à l'Hôpital 2.

Sphacèle complet de l'extrémité du pied
gauche. Sillon très net de démarcation à la région
moyenne du pied, s'étendant à 4 centimètres du

cou-de-pied sur la face dorsale et seulement à la base des orteils sur la face plantaire.

Traité par les rayons ultra-violets et infrarouges. Séance prolongée de ces derniers rayons, en raison de leur effet sédatif immédiat. Le blessé qui n'avait pu dormir en raison des douleurs aiguës irradiées depuis son évacuation du front, ressent immédiatement un soulagement notable. Après trois jours, plus de douleurs. L'œdème considérable du pied gauche disparaît après 10 jours de traitement. La réaction d'élimination se fait de plus en plus vive ; la suppuration augmente et le sillon de démarcation atteint bientôt une largeur de 1 centimètre. De même au gros orteil droit.

On intervient alors et on résèque toute la partie sphacelée en enlevant les orteils et les os du tarse. Il reste un lambeau plantaire d'environ trois centimètres. Après trois jours de pansements compressifs, on expose de nouveau aux rayons U. V. et I. R. Rayons U. V : 1 heure en 2 séances, rayons I. R. 3 heures en 3 séances. La réparation est rapide ; la plaie suppure de moins en moins. Au cours des pansements, on relève peu à peu le lambeau plantaire et après 6 semaines, celui-ci adhère à la peau de la face dorsale et forme un moignon solide. La cicatrice est obtenue au bout de deux mois, rectiligne, souple. Pas d'œdème : pas de troubles de la sensibilité.

A titre de contrôle, l'orteil droit n'a pas été touché : il s'élimine de lui-même après un mois de traitement, et la cicatrisation est obtenue en deux mois et demi.

Le blessé a été revu en 1919. Il est employé de chemin de fer : service des trains. Il n'éprouve aucun malaise et marche parfaitement dans une chaussure orthopédique.

Plaie atone de la cuisse.

D..., artillerie, hôpital 36, Paris (Dr Benoît). Octobre 1918.

Plaie atone datant de 6 mois, siégeant à la partie externe et supérieure de la cuisse, par éclat d'obus.

Traité par les rayons ultra-violets.

Dès le premier bain filtré, troubles généraux sérieux, céphalée, vomissements, fièvre, érythème considérable. Après 8 jours de repos, nouvel essai d'insolation : nouveaux accidents, cette fois avec troubles hépatiques, subictère et congestion du foie. Traité par les rayons infra-rouges intensifs qui ont rapidement amené la cicatrisation.

Malade intéressant par l'intolérance aigüe vis-à-vis des radiations ultra-violettes. — Rien dans les antécédents, ne pouvait expliquer cette intolérance : pas d'albumine : aucune lésion apparente d'organes, simplement, à l'état normal, pouls lent : 58...60.

Fracture de jambe, datant de deux mois.

F...., aviateur. Hôpital 36. Avril 1918 (D^r Ch. Benoît).

Fracture simple, réduite dès l'accident. Appareil plâtré ordinaire.

Après 30 jours, pas de consolidation (Val-de-Grâce). On met un second appareil et on envoie le blessé à l'hôpital 36.

Sujet très déprimé : mauvais état général; a passé six mois en Macédoine, y a contracté la fièvre typhoïde, forme grave.

On pratique une large fenêtre dans l'appareil plâtré, et on fait des insolations générales prolongées, et des applications locales, uniquement de rayons ultra-violets. Arsenic, acide phosphorique, suralimentation. Changement rapide de l'état général; de 62 kilogs, passe en huit jours à 63 kg. 400 : augmentation de poids de 500 grammes par semaine suivante.

Après 15 jours, cal paraît solide : l'examen radioscopique le confirme. Sorti de l'appareil et placé dans une gouttière : on continue le même traitement, massage.

Au 27ᵉ jour du traitement, consolidation complète. Le malade pèse 65 kg. 150 ; état général très amélioré.

Brûlure par un jet de vapeur : partie supérieure de la cuisse droite, flanc droit, dos, bras droit, et épaule droite.

L....., équipage de la flotte. Hôpital 2 à Brest, (Dʳ Ch. Benoît). Juin 1916.

Brûlure très étendue au 2ᵉ degré au bras, à l'épaule et dans le dos; au 3ᵉ degré flanc droit et à la cuisse.

Traité d'abord à l'hôpital de l'Arsenal : acide picrique, vapeur d'eau légèrement alcoolisée (vaporisateur Lucas-Championnère). Pansements humides.

Après 15 jours, passe à l'hôpital 36. Plaie sale, pus abondant; bourgeons grisâtres, mauvais état général. Bains d'ultra-violets et d'infra-rouges. Après trois jours, absence d'odeur, suppuration moins abondante, fluide; bourgeons franchement rouges. Les douleurs extrêmement vives ont diminué. Après 8 jours, application sur les plaies de célophane très mince stérilisée à l'alcool. Cette application est précédée d'irradiations d'infra-rouges. L'irradiation U. V. est faite de très près (60 cent.) à travers la feuille de célophane. Dès le premier pansement occlusif, disparition totale des douleurs.

Après un mois, on ne change le pansement à la célophane que tous les trois jours, la suppuration ayant notablement diminué. La plaie est rétrécie d'un tiers, la partie guérie est souple, rose, sans plis. On commence (la numération microbienne ne donnant que 2 à 3 bactéries par champ microscopique) à pratiquer des greffes de Thiersh, fixées sous la célophane et laissées 8 jours, tout en pratiquant une irradiation ultra-violette tous les jours. La prise des greffes se fait dans la proportion de 60 à 70 %. Cicatrisation rapide.

Le blessé est complètement guéri en octobre sans cicatrice vicieuse, sans chéloïde, sans rétraction cutanée.

Ostéomyélite du tibia. Évidement d'un tiers de la région antérieure de l'os.

V...., **3ᵉ zouaves**. Hôpital n° 2 à Brest (Dʳ Ch. Benoît). Mai 1916.

Blessé en septembre 1915, éclat d'obus. Subit
dans plusieurs hôpitaux des grattages, ablations
de séquestres. Atteint d'une ostéomyélite aiguë, à
l'hôpital de Brest, opéré très largement, ouverture
du tiers moyen du tibia sur une étendue de 12 centimètres ; ablation de séquestres profonds et de
débris de projectiles, large draînage ; traitement au
Carrel. Passe à l'hôpital n° 2 dès que la température est tombée.

Traitement par les U.V. et I.R. ; application
simultanée. La plaie est bourrée fortement ; pansement compressif de façon à empêcher les tissus de
se refermer et à laisser largement ouverte la brèche
osseuse.

Celle-ci se comble lentement, peu à peu, le
fond de la gouttière osseuse devient rouge, bour-
geonnant. Il se rapproche de la surface et se couvre
d'une mince couche épithéliale. Le pansement est
alors moins serré, rapidement la cicatrisation s'éta-
blit, elle est complète en septembre.

La profondeur de la gouttière résultant de la
trépanation a diminuée des deux tiers. Une fois
cicatrisée, la blessure présente une légère excava-
tion pretibiale, à bords très émoussés, garnie d'un
tissu superficiel souple et bien vivant.

Observation personnelle. — (Hôpital Cochin. Service de M. le Professeur Quénu.)

L....., Lucienne : 26 ans. Vient à l'hôpital
Cochin le 25 juin 1918 ; présente à la face externe
des deux cuisses droite et gauche, de petites indu-
rations apparues après piqûres d'huile camphrée au

cours d'une grippe violente ; petites nodosités douloureuses, au nombre de 10 à 15 de chaque côté ;
plus ou moins grosses, les unes de la grosseur d'une
noisette, les autres trois et quatre fois plus volumi-
neuses. Traitement local par les U. V. Après la
première séance avec écran, brûlures caractérisées
par un érythème violent sur toute la surface insolée ;
phlyctènes douloureuses au nombre de 5 ou 6 sur
chaque membre. Continuation du traitement : les
phlyctènes ont disparu après la 5° séance; au bout
de 20 jours de traitement, les nodosités ont complètement disparu de chaque côté. La malade part
guérie.

Observation personnelle. — (Hôpital Cochin. Service de M. le Professeur Quénu.)

A....., Toussaint : 21 ans. Blessé le 18 avril 1918
par balle. Fracture du sacrum, large plaie de la
région sacrée avec ostéite du sacrum. Plaie atone :
uppuration constante, pansements journaliers.

Traitement U.V. local le 20 mai. Amélioration
notable le 15 juin. Séances d'insolation de 20 minutes par jour. La plaie, qui au début, avait environ
10 centimètres de long sur 5 de large, mesure à
peine 3 centimètres de long sur 1 de large : le
malade se plaint moins; part évacué sur sa région
avant la fin du traitement, sa plaie presque complètement cicatrisée.

Observation personnelle. — (Hôpital Cochin. Service de M. le Professeur Quénu.)

B..., Valentin : 65 ans. Entre à l'hôpital Cochin
le 8 mai 1917 avec un gros phlegmon de la main :

gangrène de l'extrémité de l'index, lymphangite de l'avant-bras, adénite volumineuse du creux de l'aisselle du même côté. Incision du phlegmon, débridement large, amputation de l'index.

Rayons ultra-violets. Œdème de la main, impotence à peu près complète des doigts, larges plaies du dos de la main, suppuration à odeur fétide. Début du traitement : le 14 juin; le 25 juin, pus abondant mais sans odeur. Plaies en bonne voie de cicatrisation, elles sont à peine douloureuses ; et l'ablation du pansement qui arrachait des cris au malade, est absolument indolore. Le malade, à peu près complètement cicatrisé le 12 juillet demande à repartir chez lui.

Il n'a pas été pratiqué d'examen bactériologique du pus.

Observation personnelle. — (Hôpital Cochin. Service de M. le Professeur Quénu.)

D..., Marguerite. Abcès du sein ; à son troisième enfant, premier abcès du sein droit après 6 semaines d'allaitement, guéri en 1 mois 1/2 environ sans accidents. Au 5ᵉ enfant, abcès du sein droit soigné et incisé par M. le Professeur Quénu à la consultation de X... Entre à l'hôpital Cochin : incise à quatre reprises différentes.

Rayons U.V. local commencé le 25 mai. Cicatrisation très lente : à peu près complètement cicatrisée 20 jours après. La malade part désirant reprendre son travail et enchantée du traitement.

Observation personnelle. — (Hôpital Cochin. Service de M. le Professeur Quénu.) Mᵐᵉ G..., 41 ans.

En 1912, lésions bacillaires du sternum : 3 collections. Amélioration après intervention chirurgicale. En 1916, tumeur blanche du coude. Intervention le 2 mars 1918; grattage du foyer, plâtre. Dans l'intervalle, récidive du foyer sternal. Ulcérations siègeant au niveau de l'articulation sterno-claviculaire droite; 2 autres plus larges (dimension d'une pièce de 5 franc) au niveau du 3e cartilage costal. Suppuration assez abondante de ces foyers; suppuration également abondante de la tumeur blanche du coude fistulisée. Douleurs violentes dans tout le bras.

Traitement U.V. commencé le 21 mai 1916. Poids de la malade : 44 kilogs. Insolations journalières de 10 minutes à 3/4 d'heure.

Cicatrisation complète des ulcérations sternales. Disparition des douleurs articulaires du coude droit, diminution notable du gonflement. La malade se sent beaucoup mieux : a repris l'appétit presque complètement perdu : il reste à son départ pour un asile spécial de convalescence, un seul des trajets fistuleux du coude donnant peu de suppuration.

Observation personnelle. — (Hôpital Cochin. Service de M. le Professeur Quénu.) Pierre M.., 17 ans.

Entré le 14 octobre 1917 à l'hôpital Cochin. Sort de la Roquette. Entre dans le service de M. le Dr Œttinger, pavillon Brissaud.

Se plaint de l'abdomen depuis deux mois. Douleurs continues avec augmentation de volume du ventre et troubles intestinaux caractérisés par la constipation.

Température : 37°8 : 38°.

A l'examen : sujet amaigri et pâle. Abdomen augmenté de volume, douloureux à la palpation principalement dans les parties déclives à la percussion : submatité dans les fosses iliaques et les flancs se déplaçant dans le décubitus latéral.

La palpation permet de sentir de l'empâtement dans les fosses iliaques.

Rien au poumon, ni dans les plèvres. Diagnostic de péritonite tuberculeuse à forme fibro-adhésive. On essaie l'application de rayons ultra-violets le 20 octobre 1918. Séances de 10 minutes par jour avec écran.

Amélioration sensible au bout d'une dizaine de jours, caractérisée par la disparition de phénomènes douloureux et la diminution de tension de l'abdomen qui devient souple. Le malade reprend l'appétit qu'il avait en partie perdu.

Durée du traitement : trois semaines.

Le malade se sent tellement amélioré qu'il quitte le service du Dr Œttinger sur sa demande. N'a pas été revu depuis.

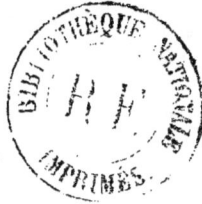

CONCLUSIONS

La plus grande connaissance des rayons ultra-violets au point de vue physique, chimique, et au point de vue de leur action sur les microorganismes et sur les êtres vivants, a permis d'étendre le champ de leur emploi dans la thérapeutique médico-chirurgicale. Nous croyons que les sources artificielles de rayons ultra-violets dont on se sert à l'heure actuelle, sont insuffisantes pour tirer des radiations tout le parti qu'on peut être en droit d'en attendre; les modifications constamment apportées aux appareils actuellement employées permettront sans doute une plus grande utilisation de cette nouvelle forme d'énergie.

Du point où en est actuellement l'étude des radiations ultra-violettes employées en thérapeutique, on peut tirer les conclusions suivantes :

1°) La lumière ultra-violette pénètre légèrement.

2°) Elle a une action locale et une action générale. Employée dans les deux cas, elle peut être dite « *abiotique* » en raison de sa puissance de destruction des tissus; elle peut être dite « *eubiotique* » quand on emploie que des radiations d'une certaine longueur d'onde, séparées de celles plus dangereuses.

Dans ce cas, elle augmente la circulation périphérique, diminue la pression centrale, accélère les échanges et favorise l'élimination des toxines.

3°) Elle agit d'une façon beaucoup plus active en associations avec d'autres gammes lumineuses : la lumière blanche, la lumière rouge et infra-rouge.

4°) Les résultats tendent à montrer que l'héliothérapie ultra-violette simple et surtout associée, a une action des plus heureuses sur l'état général, par l'exaltation de la vitalité et l'accélération des échanges, et localement, par la régénération des tissus lésés.

5°) Les indications des rayons ultra-violets ne sont pas universelles et il est loin de notre pensée de leur attribuer un rôle de panacée ; cependant nous croyons que les R.U.V. sont susceptibles dans certains cas de fournir au sujet malade ou blessé, un apport considérable de moyens de défense par l'action physique ou chimique qu'ils exercent.

6°) Leur administration doit être étroitement surveillée.

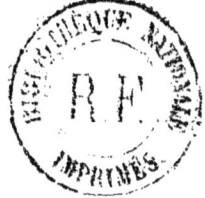

8032. — Paris. — Imp. Hemmerlé et C   (12-19).